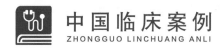

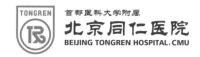

临床实践与教学丛书

总主编　金子兵

遗传性眼病病例精解

主编　金子兵　李　杨

U0202400

上海科学技术文献出版社
Shanghai Scientific and Technological Literature Press

图书在版编目（CIP）数据

遗传性眼病病例精解/金子兵，李杨主编 . -- 上海：
上海科学技术文献出版社，2024
（中国临床案例）
ISBN 978-7-5439-9030-2

Ⅰ.①遗… Ⅱ.①金… ②李… Ⅲ.①眼病—病案—
分析 Ⅳ.① R771

中国国家版本馆 CIP 数据核字（2024）第 062318 号

策划编辑：张　树
责任编辑：应丽春
封面设计：李　楠

遗传性眼病病例精解
YICHUANXING YANBING BINGLI JINGJIE
主　　编：金子兵　李　杨
出版发行：上海科学技术文献出版社
地　　址：上海市淮海中路 1329 号
邮政编码：200031
经　　销：全国新华书店
印　　刷：河北朗祥印刷有限公司
开　　本：787mm×1092mm　1/16
印　　张：11.25
版　　次：2024 年 4 月第 1 版　2024 年 4 月第 1 次印刷
书　　号：ISBN 978-7-5439-9030-2
定　　价：158.00 元

http://www.sstlp.com

《遗传性眼病病例精解》

编委会

总主编

金子兵

主　编

金子兵　李　杨

副主编

陶　靖　张晓慧

编　委

（按姓氏拼音排序）

何海龙　黄智琴　李妮蒽

马　雅　沈人娟　石　婕

夏茜茜　谢　玥

徐　捷　闫玮玉

注：以上参编人员工作单位均为首都医科大学附属北京同仁医院。

■ 主编简介

金子兵，主任医师，眼科教授，博士生导师。现任首都医科大学附属北京同仁医院副院长、北京市眼科研究所授权法人、首都医科大学眼科学院副院长。曾留学日本8年完成博士、博士后研究，期间首创视网膜疾病患者iPSC分化视网膜细胞。2010年回国全职工作至今，主持推动干细胞治疗眼底病临床试验。

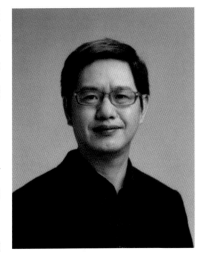

入选Macular Society member，任中华医学会眼科分会学组委员，北京医学会眼科分会常务委员、组长，牵头发起成立中国高度近视研究联盟（CHARM）。

围绕遗传性视网膜疾病和高度近视完成系列原创性工作，在视网膜类器官、干细胞移植、基因诊断及编辑治疗研究方面积累多年。主要研究重大致盲性眼病的临床与再生医学研究。

获国家杰出青年科学基金、优秀青年科学基金、青年北京学者、万人领军以及中国青年科技奖、亚太眼科成就奖等。

《眼科》杂志执行主编。发表学术论文200余篇，包含PNAS（5）、Sci Adv（2）、Nat Commun 等，总引逾6300次，H指数39。

■ 主编简介

李杨，研究员，博士生导师，首都医科大学附属北京同仁医院眼科中心、北京市眼科研究所遗传组PI。曾承担国家重点研发项目及国家自然科学基因面上项目，曾入选北京市卫生系统高层次卫生技术人才学科带头人。

兼任中国眼科遗传联盟理事，中国医师协会眼科医师分会眼遗传病分委会副主任委员，北京医师协会葡萄膜炎与罕见病分会副主任委员。

主要研究领域：遗传性眼病的分子遗传学。

国内多家眼科专业期刊编委或通信编委。

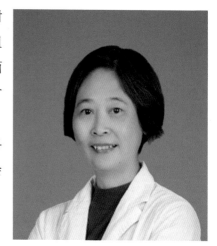

■ 前言

遗传性眼病是一组由基因变异导致的眼部疾病，可表现为眼前节发育异常和（或）视网膜退行性改变，也可合并全身其他系统病变。不同的基因发生变异后可以引起相似或相同的临床表现，同一个基因的不同变异也可以引起截然不同的临床表现。遗传性眼病在眼科门诊中并不罕见，因其临床表现与其他眼部疾病有相似之处，如果对遗传性眼病的症状和体征不了解，在临床诊疗过程中容易将其与其他眼病混淆造成误诊，也会额外增加患者的医疗负担。面对这种情况，我们从事遗传性眼病研究和诊疗的同道们从患者和临床医生需求出发，一方面对遗传性眼病的致病基因和发病机制进行研究，一方面在临床工作中搜集典型和疑难遗传性眼病病例，采用多种先进的检测方法和治疗手段，给予患者及时正确的诊断和治疗。

《北京同仁医院·遗传性眼病病例精解》由多位北京同仁医院医师共同编写，展现了北京同仁医院近年来收集的典型和疑难遗传性眼病病例，包括真性小眼球、先天性白内障、视网膜色素变性、综合征型遗传性视网膜病变、遗传性黄斑病变、遗传性玻璃体视网膜脉络膜病变、病理性近视及遗传性视神经病变等。以一个个病例的方式引出每种遗传性眼病，图文并茂，从临床症状、体征、辅助检查、治疗、致病基因到发病机制对每种遗传性眼病进行系统性阐述。病例点评版块是每个病例的点睛之笔，总结了该病例的临床特点和诊疗要点，值得临床医生特别关注。此外，在每个病例最后增加了延伸阅读版块，让读者了解该疾病最新的国内外研究和治疗进展。

希望本书能够对眼科医生的诊疗工作有所裨益，通过阅读可以提高其临床思维和科研实践能力，让众多遗传性眼病患者从中受益。

由于时间仓促，且书中作者均同时承担临床和科研工作，因此文中难免会有纰漏和瑕疵，希望广大同仁能够海涵并斧正。

编　者
2023年10月

■ 目录

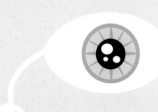

PART 01

第一章

真性小眼球

病例1　真性小眼球继发闭角型青光眼和葡萄膜渗漏综合征

一、病历摘要

（一）基本信息

患者男性，49岁。

主诉：双眼视力下降半年余。

现病史：患者半年前无明显诱因出现双眼视力下降，间断伴有眼胀不适感。无明显眼红、疼及分泌物。

自幼双眼视力差并弱视。9年前于我院诊断为双眼"真性小眼球、葡萄膜渗漏综合征、继发性青光眼、渗出性视网膜脱离"，行双眼虹膜YAG激光打孔术及巩膜开窗术，之后不规律应用阿法根、美开朗目水，眼压波动、控制欠佳，最高眼压为右眼32.7mmHg、左眼36.2mmHg。

既往史：否认高血压、糖尿病、心脏病等病史。否认外伤史。

个人史：患者出生时无早产及吸氧史。适龄结婚，配偶体健，育有2女，均体健，视力正常。

家族史：两位同胞姐姐均为小眼球、视力差（病例1图1）。

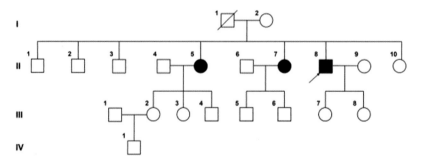

病例1图1　家系图

注：患者为先证者，其两位同胞姐姐均为真性小眼球患者。

（二）专科检查

视力：右眼0.02#0.05，左眼0.02#0.05。

眼压：不规律应用降眼压药物状态下眼压为右眼16mmHg，左眼12mmHg。

眼部检查：双眼睑裂窄小，眼球小，深陷于眼眶内（病例1图2）。双眼结膜未见明显充血，角膜清，直径11mm，KP（-）。前房浅，中央1.5CT，周边<1/3CT，房水清，Tyn（-），虹膜激光孔通畅。瞳孔圆，直径3mm，对光反射存在。双晶状体几乎呈球形，皮质混浊。双眼视盘拥挤、色红，界欠清，视网膜血管扩张迂曲，可见黄斑区皱褶。

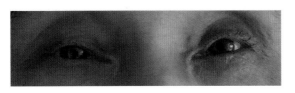

病例1图2　外眼像

（三）辅助检查

1. 验光　双眼高度远视，屈光度为+16DS。
2. 眼前节像（病例1图3）　前房浅，虹膜激光孔通畅。

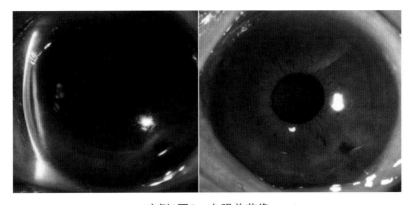

病例1图3　左眼前节像

3. UBM（病例1图4）　前房浅，房角窄，睫状体和巩膜见可见浅间隙。

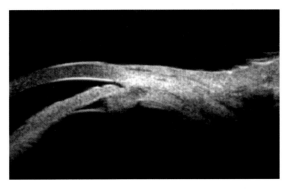

病例1图4　UBM

4．眼底像（病例1图5）　双眼视盘拥挤色红，界欠清，视网膜血管扩张迂曲，黄斑区可见视网膜皱褶。

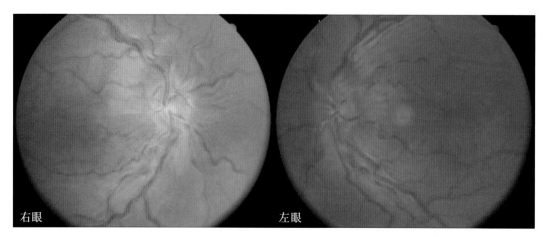

病例1图5　眼底像

5．角膜内皮镜　角膜内皮计数正常：右眼2729.5/mm²，左眼2731.1/mm²；角膜内皮细胞六边形比例：右眼57%，左眼43%。

6．OCT（病例1图6）　双眼黄斑区视网膜皱褶，视网膜增厚、劈裂，其间见小囊腔。

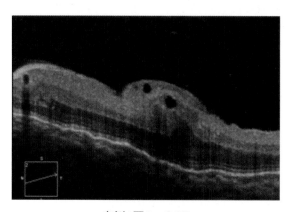

病例1图6　OCT

7．眼彩色超声多普勒检查　双眼玻璃体内未见异常回声，球壁回声广泛增厚，CDFI未见异常血流信号，超声弹性检查：（−）。

8．IOL Master生物测量和IOL计算结果（病例1图7）　眼轴：右眼15.33mm，左眼15.26mm；前房深度：右眼2.61mm，左眼2.61mm；晶状体厚度：右眼4.79mm，左眼4.76mm；角膜曲率：右眼49.24D，左眼49.55D。

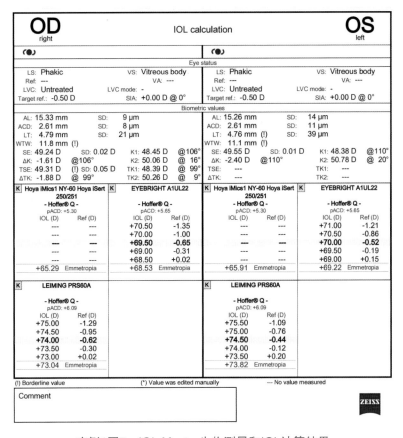

病例1图7　IOL Master生物测量和IOL计算结果

9．中周视野　双眼周边视野向心性缩小。

10．基因检测　先证者及其患病同胞姐姐都在*PRSS56*基因上检出了纯合突变c.1059dupC（p.Gln356Pro），该突变具有较强致病性。

（四）临床诊断

1．双眼真性小眼球。

2．双眼闭角型青光眼。

3．双眼年龄相关性白内障（未成熟期）。

4．双眼葡萄膜渗漏综合征。

5．双眼高度远视。

6．双眼弱视。

（五）诊疗过程

术前与患者做好病情交代，以及术中、术后并发症包括可能发生脉络膜上腔驱逐性出血、恶性青光眼等严重并发症导致失明等风险，交代预后因弱视可能视力不改善，眼压控制不良需再次手术等，患者理解并要求手术治疗。

完善术前检查，围手术期给予口服和局部应用激素，以及抗生素目水治疗以控制炎症反应。人工晶状体度数选择方面，因测算需右眼69D，左眼70D的IOL，目前尚无上述度数IOL，所以为其选择目前最大度数的IOL为：A1-UV：双眼36D，交代术后只能部分减少远视度数，患者理解。

全麻下先后行双眼"白内障超声乳化吸除（Phaco）＋人工晶状体（IOL）植入＋房角分离＋前部玻璃体切除＋巩膜开窗术"，手术顺利。

手术过程：根据葡萄膜渗漏的程度，选择右眼下方2个象限、左眼1个象限巩膜开窗，暴露脉络膜上腔，球结膜复位后，行"超声乳化白内障摘除＋囊袋内IOL植入术"，使用黏弹剂行360°房角分离。玻切头辅助下切除部分虹膜，交通前后房，切除前部玻璃体。

术后复查（右眼术后2个月，左眼术后1个月）：

矫正视力：右眼+13.50DS+1.00DCX35°=0.05；左眼+14.00DS+0.50DCx25°=0.05。

眼压：术后未用降眼压药物状态下：右眼15.7mmHg、左眼11.9mmHg。

眼部检查（病例1图8）：双角膜清，前房较术前加深，瞳孔圆，虹膜周切口通畅，IOL位正。视盘拥挤、色红，界欠清，视网膜血管扩张迂曲，黄斑区皱褶减轻。

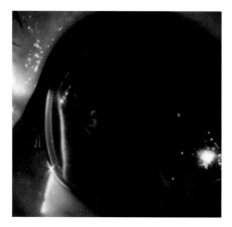

病例1图8　左眼术后眼前节像

二、疾病介绍

真性小眼球是指眼球体积明显小于正常眼而不伴有其他眼部畸形或全身发育异常的先天性疾病。国际上尚无诊断真性小眼球的统一标准，有学者定义为眼轴小于21mm、20.5mm、20mm等，也有研究认为眼轴小于同龄人眼轴平均值的2个标准差即可诊断[1-4]。

目前认为因胚胎发育第7周至8个月，即胚裂闭合后，眼球发育出现停滞，导致眼球体积减小。该病发病率为0.1～1.5/10 000，但在遗传性致盲眼病中占有极大比例。遗传方式可为常染色体显性、隐性遗传，亦有散发病例。目前已知的致病基因和位点包括 *MFRP*、*TMEM98*、*BEST1*、*PRSS56*、*CRB1*、*MYRF*和*NNO1*、*NNO3*[5, 6]。

临床主要表现为眼轴明显缩短、高度远视、弱视等，常继发闭角型青光眼、葡萄膜渗漏综合征、渗出性视网膜脱离等并发症，对视力危害严重亦可致盲。对于真性小眼球患者，传统的小梁切除术或者白内障超声乳化摘除术，有时会发生恶性青光眼、驱逐性脉络膜上腔出血等灾难性并发症，可导致患者视功能严重受损甚至失明。其病理基础在于患者存在巩膜增厚、前房浅、房角窄、视网膜脉络膜病变等特殊解剖因素，导致房水外引流受阻，术中易产生房水迷流综合征、睫状环阻滞等造成前后房压力失衡，而且巩膜中紊乱的胶原纤维增加了大分子物质的排出阻力，引起脉络膜积液伴有浆液性脉络膜/视网膜脱离[7]。

临床上通过询问患者主诉、病史及家族史，裂隙灯及眼底镜进行眼前后节检查，辅助验光、眼压、UBM、OCT、眼A/B超、视野等检查，可以帮助诊断真性小眼球及是否伴有青光眼、葡萄膜渗漏综合征等并发症。对于儿童患者，应及时配镜矫正并进行弱视训练，以提高矫正视力。对于有并发症的患者，需针对并发症进行药物或手术治疗。对于单纯并发渗出性视网膜脱离患者，可选择巩膜开窗术进行治疗。对于继发闭角型青光眼及葡萄膜渗漏综合征的成年患者，药物和虹膜激光打孔术眼压控制不理想，可根据病情选择多联手术，包括巩膜开窗术、Phaco＋IOL植入术、房角分离术、虹膜—悬韧带—玻璃体前界膜—前部玻璃体切除术（IZHV），通过交通前后房和前部玻璃体，术中维持前后房压力平衡，术后前房加深、房角增宽，取得安全有效的减缓并发症的效果。

三、病例点评

该病例的难点主要是病程长、病情重，眼轴极短（右眼15.33mm，左眼15.26mm）、高度远视并弱视，既有继发性闭角型青光眼，有伴有葡萄膜渗漏综合征。前后节均有病理性改变，前房浅、房角窄、睫状体上腔渗漏，晶体厚近球形，后极部可见视网膜皱褶及劈裂。9年前双眼渗出性视网膜脱离行巩膜开窗术后未复发。

对于此类复杂病例，术前完善检查，全面评估眼前后节病变，设计个性化治疗方案及其重要。术前需与患者充分沟通病情和预后，交代治疗可能视力不改善，但对减缓病情发展有帮助。针对真性小眼球患者的特殊眼部病理解剖特点，巩膜开窗术可释放脉络膜上腔压力；Phaco＋IOL植入术和房角分离可减轻前房拥挤状态、有助于房角开放；IZHV术，将前房、后房、玻璃体腔交通后达到压力平衡，因此，多联手术增加了手术安全性，减少了恶性青光眼、驱逐性脉络膜上腔出血等严重并发症的发生概率，达到一定程度上有效缓解和控制并发症的治疗目的[8]。

术中需要注意的操作要点包括：降低灌注液压力、切口制作达到一定宽度防止虹膜脱出、降低超声能量的使用、减少对悬韧带的牵拉、维持前房压力稳定、保护角膜内皮、IZHV时充分做好前后房及前部玻璃体腔的交通等。

四、延伸阅读

国际上，目前针对真性小眼球的治疗，仍仅限于针对并发症进行诊治，达到一定程度上减缓发展的效果。需要强调的是，要重视早期筛查、早期诊断、早期治疗、定期随访。如在儿童时期能够通过验光筛查，早期发现患儿高度远视，给予配镜矫正并弱视训练，患者的矫正视力可以获得极大改善。对于并发渗出性视网膜脱离的患者，巩膜开窗术可以取得良好的治疗效果。对于继发闭角型青光眼的患者，根据病情采用多联手术，包括巩膜开窗术、Phaco、IOL植入术、房角分离术、前部玻璃体切除术、IZHV术等，能够一定程度地安全有效控制并发症发生发展。

基因检测在真性小眼球等遗传性眼病中的应用[9, 10]，可提高诊断的特异性和精确性，并为病因研究、评估预后、优化治疗方案提供有力支持。有研究通过动物实验发现，通过向视网膜下注射真性小眼球致病基因可调节眼球大小并促进视网膜功能改善[11]，表明基因治疗有望成为未来治疗该类眼病的选择之一。

（病例提供者：陶　靖　范志刚　首都医科大学附属北京同仁医院）

（点评专家：陶　靖　首都医科大学附属北京同仁医院）

参考文献

[1]汤悠，张美霞.真性小眼球研究现状与进展[J].中华眼底病杂志，2020，36（5）：400-403.

[2]Foster PJ，Broadway DC，Hayat S，et al. Refractive error，axial length and anterior chamber depth of the eye in British adults：the EPIC-Norfolk Eye Study[J].British Journal of Ophthalmology，vol.94，no.7，pp.827-830，2010.

[3]Awadalla MS，Burdon KP，Souzeau E，et al.Mutation in TMEM98 in a large white kindred with autosomal dominant nanophthalmos linked to 17p12-q12[J].JAMA Ophthalmol，2014，132：970-977.

[4]Relhan N，Jalali S，Pehre N，et al.Bodduluri，High-hyperopia database，part I：clinical characterisation including morphometric（biometric）differentiation of posterior microphthalmos from nanophthalmos[J].Eye，vol.30，no.1，pp.120-126，2016.

[5]Carricondo PC，Andrade T，Prasov L，et al.Nanophthalmos：A Review of the Clinical Spectrum and Genetics[J].J Ophthalmol，2018，2018：2735465.

[6]Guo C，Zhao Z，Chen D，et al.Detection of clinically relevant genetic variants in Chinese patients with nanophthalmos by trio based whole-genome sequencing study[J].Invest Ophthalmol Vis Sci，2019，60（8）：2904-2913.

[7]Yang N，Zhao LL，Liu J，et al.Nanophthalmos：An Update on the Biological Parameters and Fundus Abnormalities[J].J Ophthalmol，2021 Mar 11；2021：8853811. doi：10.1155/2021/8853811. PMID：33777447；PMCID：PMC7972840.

[8]Yu X，Zhao Z，Zhang D，et al.Anterior vitrectomy，phacoemulsification cataract extraction and irido-zonulo-hyaloid-vitrectomy in protracted acute angle closure crisis[J].Int Ophthalmol，2021，41（9）：3087-3097. doi：10.1007/s10792-021-01874-2. Epub 2021 Apr 27. PMID：33905050；PMCID：PMC8076881.

[9]Huang XF，Xiang L，Cheng W，et al.Mutation of IPO13 causes recessive ocular coloboma，microphthalmia，and cataract[J].Exp Mol Med，2018，50（4）：1-11.

[10]Cai XB，Wu KC，Zhang X，et al.Whole-exome sequencing identified ARL2 as a novel candidate gene for MRCS（microcornea，rod-cone dystrophy，cataract，and posterior staphyloma）syndrome[J].Clin Genet，2019，96（1）：61-71.

[11]Velez G，Tsang SH，Tsai YT，et al.Gene Therapy Restores Mfrp and Corrects Axial Eye Length[J].Sci Rep，2017，7（1）：16151.

病例2　真性小眼球并发渗出性视网膜脱离

一、病历摘要

（一）基本信息

患者男性，32岁。

主诉：左眼视力突然下降1个月。

现病史：患者1个月前无明显诱因出现左眼视力下降，无明显眼红、疼痛及分泌物。自幼双眼视力差，高度远视并弱视，最佳矫正视力为右眼0.3，左眼0.25。

既往史：否认高血压、糖尿病、心脏病等病史。否认外伤史和用药史。

个人史：患者出生时无早产及吸氧史。适龄结婚，配偶体健，育有1子，体健，视力正常。

家族史：无家族史。

（二）专科检查

视力：右眼0.05#0.3，左眼 眼前指数，光定位正常。

眼压：右眼10mmHg，左眼11mmHg。

眼部检查：双眼睑裂窄小，眼球小且内陷于眼眶。双巩膜血管扩张充盈，角膜清，KP（－），前房浅，周边前房1/3CT，房水清，虹膜周边膨隆，晶体透明。玻璃体未见明显混浊，视盘拥挤、色红，边界欠清，黄斑区中心凹反光（－），左眼视网膜皱褶。平卧位见左眼后极部视网膜脉络膜隆起，坐位下未见视网膜隆起。

（三）辅助检查

1．验光　双眼高度远视，屈光度为+16DS。

2．眼底像（病例2图1）　双眼视盘拥挤、色红，界欠清，视网膜静脉扩张迂曲，黄斑区中心凹反光（－）。左眼后极部黄斑区可见视网膜皱褶及视网膜隆起，视网膜下液呈黄白色外观。

3．OCT（病例2图2）　双眼黄斑区视网膜增厚，左眼黄斑区神经视网膜层浆液性脱离。

4．UBM　双眼周边虹膜膨隆，未遮挡巩膜突，睫状突位置前移，右眼睫状突水肿，左眼睫状体上腔渗漏。

5．眼底荧光造影　左眼FFA晚期视盘高荧光，ICGA后极部斑驳状低荧光。

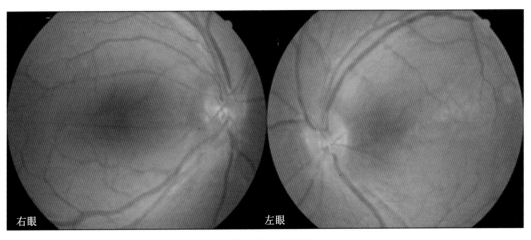

病例2图1　眼底像

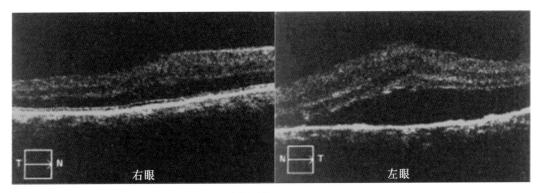

病例2图2　OCT

6. IOL Master 生物测量　眼轴为右眼16.24mm，左眼16.28mm；前房深度为右眼2.92mm，左眼2.94mm；角膜曲率为右眼46.62D，左眼46.36D。

7. 眼B超　左眼视网膜脱离。

8. 基因检测　患者在MFRP基因上检测到双杂合突变，突变具有较强致病性。

（四）临床诊断

1. 双眼真性小眼球。

2. 左眼渗出性视网膜脱离。

3. 左眼睫状体脉络膜脱离。

4. 双眼高度远视。

5. 双眼弱视。

（五）诊疗过程

术前与患者做好病情交代，以及术中、术后并发症包括可能发生出血、感染、视网膜裂孔等并发症的风险，交代预后因弱视可能视力不改善，视网膜脱离不能复位或复发需再次手术等，患者理解并要求手术治疗。

完善术前检查，行左眼"巩膜板层切除＋深层巩膜咬切术"，手术顺利。

手术过程：于四象限赤道部涡静脉出入巩膜前，行2/3厚板层巩膜切除，及深层巩膜咬切，颞下方平坦部行深层巩膜咬切，见少量清亮液体溢出。四象限板层巩膜切除面积约为：颞上6mm×5mm，颞下6mm×4mm，鼻上7mm×3mm，鼻下5mm×4mm。

术后5个月复查：

矫正视力：右眼+13.50DS+1.00DCX35°＝0.05；左眼+14.00DS+0.50DCx25°＝0.05。

眼压：术后未用降眼压药物状态下：右眼15.7mmHg、左眼11.9mmHg。

眼部检查：双角膜清，KP（–），前房浅，周边前房1/3CT，房水清，晶体透明。视盘拥挤、色红，边界欠清，视网膜静脉扩张迂曲，黄斑区中心凹反光（–）。卧位下左眼后极部视网膜下渗液明显吸收，隆起不明显，坐位下未见视网膜隆起。

眼底像（病例2图3）：双眼视盘拥挤、色红，边界欠清，视网膜静脉扩张迂曲，黄斑区中心凹反光（–）。左眼后极部可见黄白色病灶。

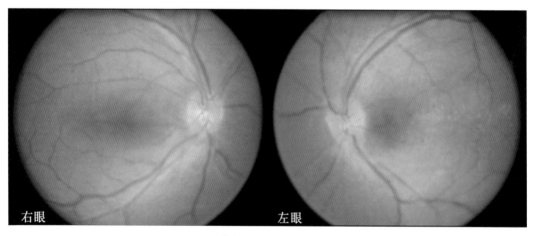

病例2图3　眼底像

OCT（病例2图4）：右眼黄斑中心凹变平，左眼黄斑区轻度神经视网膜浆液性脱离，较术前明显减轻。

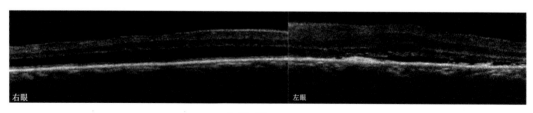

病例2图4　OCT

二、疾病介绍

同病例1。

三、病例点评

该病例的特点主要是眼轴极短（右眼16.24mm，左眼16.28mm）、高度远视并弱视，左眼并发渗出性视网膜脱离、睫状体脉络膜脱离。患者眼轴短、房角窄、巩膜厚，眼压正常，病情以后节病变为主，因累及到黄斑区，所以影响视力下降显著。

真性小眼球并发的视网膜脱离，为渗出性而非孔源性的，其发生机制是真性小眼球的巩膜增厚且胶原纤维紊乱，涡静脉回流受阻，脉络膜组织内的大分子物质向外扩散受限，导致液体积聚在脉络膜上腔，继而进入神经视网膜下引起浆液性视网膜脱离。因此，治疗方案要针对病因进行设计，多采用巩膜开窗术，减小液体外引流的阻力促进视网膜脉络膜复位，而非采用常规的玻璃体切除术。也有学者认为，由于长时间的视网膜脱离将会引起光感受器细胞萎缩及RPE损伤，所以对于葡萄膜渗漏综合征并发全视网膜脱离的患者，也可以考虑巩膜开窗联合玻璃体切除及视网膜下液内引流手术，以缩短视网膜复位的病程[1-5]。

巩膜开窗术采用几个象限，可以根据患者的病情进行个性化设计。如果伴有睫状体上腔渗漏，可以联合睫状体平坦部的巩膜深层巩膜咬切。临床中也有患者多年后因巩膜开窗部位纤维增生后再次发生渗出性视网膜脱离，可以考虑再次行巩膜板层切除术。

四、延伸阅读

有关该疾病国际上的治疗技术与趋势。同"病例1　真性小眼球继发闭角型青光眼和葡萄膜渗漏综合征的诊断和治疗"中的内容。

（病例提供和点评专家：陶　靖　首都医科大学附属北京同仁医院）

参考文献

[1]汤悠，张美霞.真性小眼球研究现状与进展[J].中华眼底病杂志，2020，36（5）：400-403.

[2]Yang N，Jin S，Ma L，et al.The Pathogenesis and Treatment of Complications in Nanophthalmos[J]. J Ophthalmol，2020 Jul 19；2020：6578750．doi：10.1155/2020/6578750．PMID：32765903；PMCID：PMC7387986.

[3]Besirli CG，Johnson MW.Uveal effusion syndrome and hypotony maculopathy[M]//Stephen

JR.Retina.5th ed.Philadelphia：Saunders，2013：1306-1317.

[4]Mansour A，Stewart MW，Shields CL.Extensive circumferential partial-thickness sclerectomy in eyes with extreme nanophthalmos and spontaneous uveal effusion[J].Br J Ophthalmol，2019，103（12）：1862-1867．DOI：10.1136/bjophthalmol-2018-313702.

[5]Khatri A，Singh S，Joshi K，et al.Quadrantic vortex vein decompression with subretinal fluid drainage for manangement of Nanophthalmic choroidal effusions：a review of literature and case series[J].BMC Ophthalmol，2019，19（1）：210．DOI：10.1186/s12886-019-1213-z.

病例3　真性小眼球合并白内障及闭角型青光眼

一、病历摘要

（一）基本信息

患者男性，45岁。

主诉：自幼双眼视力差，左眼视力下降加重2个月。

现病史：患者2个月前无明显诱因出现左眼视力下降，无明显眼红、疼及分泌物。1个月前于当地查及"左眼晶状体混浊，UBM显示双眼睫状体炎性渗漏"诊断为"左眼白内障，双眼葡萄膜炎"，给予双眼半球后注射地塞米松2.5mg＋妥布霉素20mg。半月前左眼压高达39mmHg。目前应用醋甲唑胺、阿法根降眼压药物，眼压控制欠佳。

既往史：自幼双眼视力差，高度远视并弱视。否认高血压、糖尿病、心脏病等病史，否认外伤史。

个人史：患者出生时无早产及吸氧史。

家族史：无家族史。

（二）专科检查

视力：右眼0.1 +14.25DS+0.75DCX5＝0.2。左眼：眼前指数，验光试片无变化。

眼压：右眼15mmHg，左眼29mmHg。

眼部检查：双眼睑裂窄小，眼球小且内陷于眼眶。双角膜透明，右前房中央1.5CT，周边1/4CT，左前房中央0.5CT，周边消失。虹膜膨隆，右瞳孔圆，直径2.5mm，左瞳孔欠圆，直径约4mm。双眼晶状体近球形，右晶状体轻度混浊，左晶状体呈白色混浊，晶状体前表面向前膨隆。右眼底模糊，视盘拥挤、色红、界欠清，视网膜静脉迂曲扩张，左眼底不入。

（三）辅助检查

1. 眼底像（病例3图1）　右眼眼底欠清晰，视盘拥挤、色淡红，界欠清，视网膜静脉迂曲扩张，黄斑区中心凹反光（−）。左眼底不入。

2. OCT（病例3图2）　右眼黄斑区中心凹变平，神经视网膜层广泛增厚，左眼屈光间质欠清晰，无法窥清眼底。

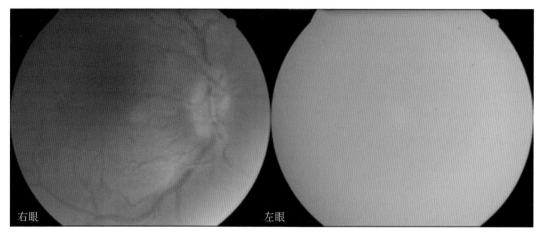

病例3图1 眼底像

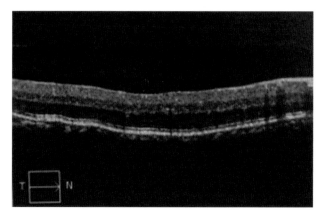

病例3图2 右眼OCT

3. UBM 双眼前房浅，右眼前房角部分关闭，左眼前房角全周关闭。双眼根部虹膜膨隆，睫状体位置前移，与虹膜根部距离缩短，睫状体与晶状体赤道部各方向距离基本相同，右眼睫状体上腔可见无回声区。

4. Humphrey视野 右眼上下方视野缺损，接近管状视野；左眼因视力低下无法配合检查。

5. IOL Master 生物测量 眼轴为右眼15.55mm，左眼15.60mm；前房深度为右眼2.13mm，左眼2.08mm；晶状体厚度为右眼5.30mm，左眼5.16mm；角膜曲率为右眼52.09D，左眼51.93D。

6. 眼彩色超声多普勒 双眼后极部球壁回声显著增厚，晶状体回声较正常增厚，余未见异常回声，CDFI未见异常血流信号。结果：双眼球壁异常回声，脉络膜水肿。

7. 角膜内皮镜 角膜内皮计数为右2679.1/mm^2，左3127.1/mm^2。

8. 基因检测　在*PRSS56*基因上检测到双杂合突变，分别为错义突变及重复移码突变，经变异分析提示，这两个突变具有较强的致病性。

（四）临床诊断

1. 双眼真性小眼球。

2. 双眼年龄相关性白内障（右眼未成熟期，左眼成熟期）。

3. 双眼闭角型青光眼。

4. 双眼葡萄膜渗漏综合征。

5. 双眼高度远视。

6. 双眼弱视。

（五）诊疗过程

根据患者病情，多科会诊，制定个性化综合治疗方案。治疗前与患者做好病情交代，以及手术并发症包括可能发生出血、感染、视网膜裂孔、青光眼进展不能控制等并发症的风险，交代预后因弱视可能视力不改善等，患者理解并要求治疗。

目前降眼压药物控制眼压效果欠佳，左眼加用美开朗目水，每日2次，并检测眼压和视野。右眼行YAG激光虹膜打孔术。因双眼葡萄膜渗漏综合征并为提高后续内眼手术的安全性，先后行双眼"巩膜板层切除+深层巩膜咬切术"。

双眼巩膜开窗术后眼前节像，见病例3图3。

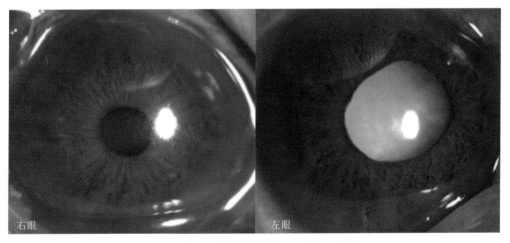

病例3图3　双眼巩膜开窗术后眼前节像

巩膜开窗术后1个月时，左眼行"白内障超声乳化吸除＋房角分离＋IOL植入术"。人工晶状体度数测算推荐左眼IOL选择54D，术后预留−0.25D。但因市面上尚无上述度数IOL，所以为其选择可获得的最大度数IOL为MC611 28D，交代术后只能部分减少远视度数，患者理解。

左眼白内障超声乳化吸除＋房角分离＋IOL植入术后，双眼前节像（病例3图4）：右眼前房浅，房角窄，晶状体轻度混浊。左眼前房较术前加深，房角增宽，房水清，IOL位正。

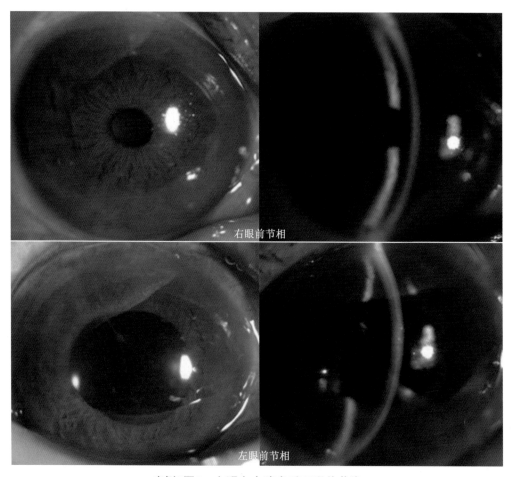

病例3图4　左眼白内障术后双眼前节像

左眼术后眼底像（病例3图5）：视盘拥挤、色淡红，界欠清，视网膜静脉迂曲扩张，黄斑区中心凹反光（－）。

左眼术后OCT（病例3图6）：黄斑区中心凹变平，神经视网膜层广泛增厚。

术后矫正视力：右眼+14.25DS+0.75DCX5=0.2；左眼 +10DS+1DCX30=0.2。

眼压：右眼12mmHg，左眼16mmHg。

眼部检查：双角膜透明，右前房浅，周边1/4CT，左前房中深。右眼虹膜膨隆，瞳孔圆，直径2.5mm，晶状体近球形，轻度混浊。左瞳孔欠圆，直径约4mm，IOL在位。双眼视盘拥挤、色淡红、界欠清，视网膜静脉迂曲扩张，黄斑中心凹反光（－）。

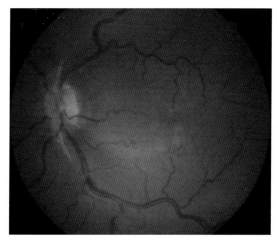

病例3图5　左眼白内障术后眼前节像

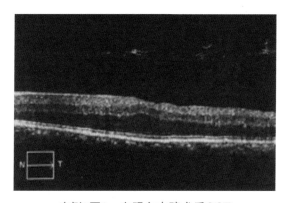

病例3图6　左眼白内障术后OCT

二、疾病介绍

同病例1。

三、病例点评

该病例的特点主要是眼轴极短（右眼15.55mm，左眼15.60mm），前房深度极浅（右眼2.13mm，左眼2.08mm），左眼白内障为成熟期且处于膨胀期，双眼继发性闭角型青光眼眼压药物控制不良，双眼葡萄膜渗漏综合征，高度远视并弱视。病情复杂，手术难度和风险很高。

为提高白内障摘除手术的安全性，减少恶性青光眼、驱逐性脉络膜上腔出血等严重并发症发送的概率，先为患者药物联合YAG激光虹膜打孔等措施降低眼压，并针对葡萄膜渗漏综合征行巩膜开窗术，为后续的内眼手术创造条件。白内障手术前需全面评估眼部情况，包括角膜内皮、UBM检测房角结构、晶状体是否伴有半脱位、眼彩超检测视网膜和脉络膜状态等，从而为患者制定了"白内障超声乳化吸除＋房角分离＋IOL植入术"的青光眼白内障联合手术治疗方案。

　　为真性小眼球患者选择IOL时，往往市面上可获得的IOL度数不能满足测算所需度数，术后仍残留部分远视需戴镜矫正。也有学者主张植入两枚IOL，以期望更加接近测算IOL度数。计算公式方面，尽量采用新一代的IOL计算公式，如Barrett公式、Olsen公式等更为准确。总之，IOL选择和手术方案设计需要根据患者需求、眼部条件等具体情况而定。手术中需尽量减少超声能量的使用、保护角膜内皮及晶状体悬韧带，根据病情，必要时可联合前部玻璃体切除术等综合治疗[1-5]。

四、延伸阅读

　　有关该疾病国际上的治疗技术与趋势。同"病例1 真性小眼球继发闭角型青光眼和葡萄膜渗漏综合征的诊断和治疗"中的内容。

　　　　　　　　（病例提供和点评专家：陶　靖　首都医科大学附属北京同仁医院）

参考文献

[1]He MY，Feng JR，Zhang L.Treatment of Nanophthalmos Cataracts：Surgery and Complications[J]. Semin Ophthalmol，2022，20：1-8．doi：10.1080/08820538.2022.2102929．Epub ahead of print. PMID：35856463．

[2]Lin P，Xu J，Miao A，et al.A Comparative Study on the Accuracy of IOL Calculation Formulas in Nanophthalmos and Relative Anterior Microphthalmos[J].Am J Ophthalmol.2022 Sep 6：S0002-9394（22）00342-7．doi：10.1016/j.ajo.2022.08.023．Epub ahead of print.PMID：36084681．

[3]Yosar JC，Zagora SL，Grigg JR.Cataract Surgery in Short Eyes，Including Nanophthalmos：Visual Outcomes，Complications and Refractive Results[J].Clin Ophthalmol.2021 Nov 27；15：4543-4551．doi：10.2147/OPTH.S344465．PMID：34866899；PMCID：PMC8636843．

[4]Rajendrababu S，Shroff S，Uduman MS，et al.Clinical spectrum and treatment outcomes of patients with nanophthalmos[J].Eye（Lond），2021，35（3）：825-830．doi：10.1038/s41433-020-0971-4．Epub 2020 May 28．PMID：32461562；PMCID：PMC8027642．

[5]Rajendrababu S，Wijesinghe HK，Uduman MS，et al.A comparative study on endothelial cell loss in nanophthalmic eyes undergoing cataract surgery by phacoemulsification[J].Indian J Ophthalmol，2021，69（2）：279-285．doi：10.4103/ijo.IJO_956_20．PMID：33463574；PMCID：PMC7933872．

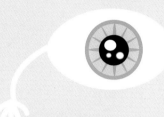

PART 02

第二章

先天性白内障

病例4　常染色体显性先天性白内障–GJA3基因突变

一、病历摘要

（一）基本信息

患儿女性，10岁。

主诉：自幼双眼视力差。

家族史：有家族史，如病例4图1所示，为常染色体显性遗传方式。

（二）专科检查

先证者双眼最佳矫正视力0.1。裂隙灯显微镜检查发现双眼眼位正，晶状体胚胎核和后囊混浊（病例4图2）。眼底检查无明显异常。

（三）辅助检查

基因检测：利用目标区域外显子捕获测序方法，对先证者进行先天性白内障致病基因测序分析，在*GJA3*基因中发现杂合错义突变p.V44M。对家系中的其他患者和正常人进行Sanger测序分析，符合共分离。

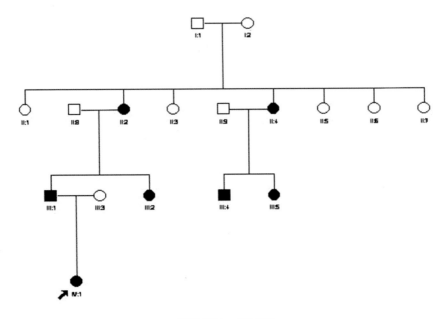

病例4图1　家系图

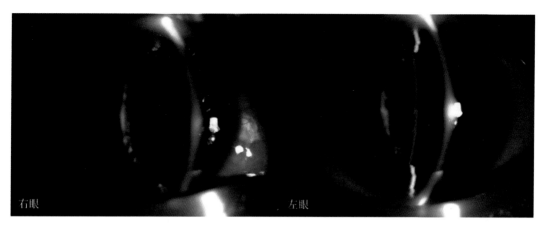

右眼   左眼

病例4图2　患者双眼裂隙灯显微镜彩照

注：可见双眼晶状体胚胎核和后囊混浊。

（四）临床诊断

双眼先天性白内障。

二、疾病介绍

1. 概述　先天性白内障是在胎儿发育过程中或生后早期形成的晶状体部分或完全混浊，发病率1/10 000～6/10 000，是引起儿童弱视或失明的原因之一。先天性白内障是一组临床表现多种多样的疾病，可单独发生或伴随眼部或其他系统异常。约1/3的先天性白内障是由基因突变导致的，遗传方式有常染色体显性遗传（占76%～89%）、常染色体隐性遗传（占7%）和X连锁遗传（占2%～10%）。

2. 分类和临床特点　根据混浊发生的部位不同，先天性白内障可分为全白内障、囊膜下白内障、核性白内障、极性白内障、胚胎核性白内障（或称中心粉尘样白内障）、板层白内障（或称绕核性白内障）、缝合性白内障和冠状白内障等。根据混浊的形态不同，先天性白内障可分点状白内障、珊瑚状白内障、皮刺状白内障、盘状白内障（或称Coppock白内障）等。板层白内障是先天性白内障中最常见的类型，约占所有患者总数的一半。板层白内障的主要特点是在胚胎核和透明的皮质之间呈向心排列的细点状混浊。核性白内障约占先天性白内障患者总数的1/4。核性白内障的临床特点为胚胎核和胎儿核均受累，呈致密的白色混浊，皮质完全透明。混浊范围直径可达4～5mm，完全遮挡瞳孔区，对患者视力影响较大。全白内障约占所有先天性白内障患者1/5。临床特点为出生后至1岁内患者瞳孔区呈白色，裂隙灯检查可发现晶状体各层均混浊，晶状体核呈致密白色混浊。

部分先天性白内障患者会其他眼部异常，如斜视、眼球震颤、先天性小角膜或先天性小眼球等。一些合并全身其他系统异常的综合征患者也有先天性白内障的表现，如Nance-Horan综合征和Wagner综合征。Nance-Horan综合征是一种X连锁疾病，典型患者表现为先天性白内障、牙齿及颅面部发育异常，约30%患者合并智力发育障碍。*NHS*基因是Nance-Horan综合征的致病基因。Wagner综合征是一种遗传性玻璃体视网膜疾病，临床表现为进行性夜盲和视力下降，以近视、晶体混浊、玻璃体空腔和玻璃体腔内增生牵引为主要特征。*VCAN*是Wagner综合征的主要致病基因。

3. 病因和发病机制　目前已经报道五十多个先天性白内障的致病基因，这些基因可归纳为四类：晶状体蛋白基因、连接蛋白基因、转录调节因子基因及其他基因。大约33%、26%和18%的先天性白内障分别由晶体蛋白基因、转录因子基因和连接蛋白基因突变所致。

（1）晶状体蛋白基因：晶状体蛋白是哺乳动物晶状体主要的结构蛋白，占晶状体水溶性蛋白的90%，包括α-晶状体蛋白、β-晶状体蛋白和γ-晶状体蛋白三种晶状体蛋白按照一定比例聚集成稳定结构，维持晶状体的正常结构和透明性。编码晶状体蛋白的基因包括*CRYAA*、*CRYAB*、*CRYBB1*、*CRYBB2*、*CRYBB3*、*CRYBA1/A3*、*CRYBA2*、*CRYBA4*、*CRYGC*、*CRYGD*和*CRYGS*。晶状体蛋白基因突变后，使蛋白质的组成与结构发生改变，影响晶状体蛋白的稳定性。异常蛋白质发生聚集和沉淀，最终导致晶状体发生混浊形成白内障。

（2）连接蛋白基因：晶状体作为一种无血管组织，完全依赖于晶状体上皮来维持细胞外正常离子状态和氧化还原状态。晶状体细胞表面的膜蛋白在维持细胞代谢和离子交换等方面起着重要作用，以确保细胞间信号分子的正常传输和维持晶状体的透明性。编码连接蛋白的基因有*GJA3*、*GJA8*、*MIP*和*LIM2*。编码的基因突变后可导致蛋白的错误折叠、离子通道功能异常或失活，从而引起物质转运障碍，影响了晶体细胞的发育及分化，导致晶状体混浊。

（3）转录因子基因：大多数转录因子基因的突变发生在DNA结合区，影响其与靶基因的结合，导致晶状体发育过程中异常蛋白质表达，引起晶状体混浊。编码转录调节因子的基因有*HSF4*、*MAF*和*PITX3*。

4. 辅助检查　基因检测。对先天性白内障患者可选择以下两种基因检测方式：①目标区域外显子捕获测序分析，捕获芯片包括已知的先天性白内障致病基因及其他可疑致病基因；②对目标区域外显子捕获测序未能明确致病基因突变的患者，可进行全外显子测序分析。

5. 诊断标准　典型病例可以通过症状、发病年龄、家族史和散瞳裂隙灯检查进行诊断。

6．鉴别诊断

（1）病毒感染：母亲孕期感染风疹病毒可导致胎儿发生先天性白内障的风险增加，通过仔细询问病史和基因检测可进行鉴别。

（2）代谢障碍：半乳糖血症和糖尿病可导致代谢性白内障，通过血生化检验和基因检测可进行鉴别。

（3）理化因素。

7．治疗　先天性白内障可通过手术治疗。患者术后视功能的预后与手术时的年龄有关。手术时的年龄越小，视功能恢复越好。患者术后需要及时、系统、规范进行屈光矫正、弱视治疗和双眼视功能训练，有助于视功能的发育和重建。

三、病例点评

先证者为女童，自幼视力差，有常染色体显性遗传家族史。裂隙灯检查发现先证者双眼晶状体胚胎核和后囊混浊，临床诊断为双眼先天性白内障。通过基因检测，发现先证者携带先天性白内障致病基因*GJA3*错义突变p.V44M，且符合共分离，由此可认为该家系的先天性白内障是由*GJA3* p.V44M突变所致。我们为先证者进行了晶体摘除手术，术后双眼视力提高至0.4。由于本例患者晶状体混浊位于胚胎核和后囊，是晶状体中央位置，对患者的视力影响较大，应尽早进行手术治疗。配合屈光矫正后，术后患者视力会明显提高。由于年龄小，这例先天性白内障患者继续进行弱视训练以进一步改善视功能。

四、延伸阅读

有学者进行了药物治疗白内障的尝试，包括羊毛甾醇、胭脂红虫、邻香兰素、萘醌色氨酸杂合物、芦丁和金纳米粒子等，经研究证实可以抑制晶状体异常蛋白的聚集。

（病例提供者：李　杨　首都医科大学附属北京同仁医院）

（点评专家：李　杨　张晓慧　首都医科大学附属北京同仁医院）

参考文献

[1]Francis PJ，Berry V，Bhattacharya SS，et al.The genetics of childhood cataract[J].J.Med.Genet，2000，37，481-488.

[2]Foster PJ，Wong TY，Machin D，Johnson GJ，et al.Risk factors for nuclear，cortical and posterior subcapsular cataracts in the Chinese population of Singapore：The Tanjong Pagar Survey.Br[J].

J.Ophthalmol, 2003, 87: 1112-1120. doi: 10.1136/bjo.87.9.1112.

[3]Haargaard B, Wohlfahrt J, Fledelius HC, et al.Incidence and Cumulative Risk of Childhood Cataract in a Cohort of 2.6 Million Danish Children[J].Investig.Opthalmol.Vis. Sci, 2004, 45: 1316-1320. doi: 10.1167/iovs.03-0635.

[4]Haargaard B, Wohlfahrt J, Rosenberg T, et al.Risk Factors for Idiopathic Congenital/Infantile Cataract[J].Investig.Opthalmol.Vis. Sci, 2005, 46: 3067-3073. doi: 10.1167/iovs.04-0979.

[5]Merin S.Inherited Cataracts.In: Merin S, editor.Inherited Eye Diseases[J].Marcel Dekker, Inc; New York, NY, USA, 1991, 86-120.

[6]Shoshany N, Hejtmancik F, Shiels A, et al.Congenital and Hereditary Cataracts: Epidemiology and Genetics.In: Kraus CL, editor.Pediatric Cataract Surgery and IOL Implantation[M].Springer; New York, NY, USA: 2020.3-24.

[7]Hejtmancik JF.Congenital cataracts and their molecular genetics[M].Semin.Cell Dev.Biol, 2008, 19, 134-149.

[8]Zhang X, Wang L, Wang J, et al.Coralliform cataract caused by a novel connexin46（GJA3）mutation in a Chinese family[M].Mol.Vis, 2012, 18, 203-210.

[9]Yang Z, Li Q, Ma X, et al.Mutation Analysis in Chinese Families with Autosomal Dominant Hereditary Cataracts[J].Curr, Eye Res, 2014, 40, 1225-1231.

[10]Yuan L, Guo Y, Yi J, et al.Identification of a Novel GJA3 Mutation in Congenital Nuclear Cataract[J].Optom.Vis.Sci, 2015, 92, 337-342.

病例5　常染色体显性先天性白内障-HSF4基因突变

一、病历摘要

（一）基本信息

患者男性，38岁。

主诉：双眼视物模糊2个月。

家族史：有家族史，如病例5图1所示，为常染色体显性遗传方式。

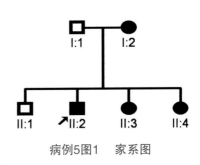

病例5图1　家系图

（二）专科检查

先证者双眼裸眼视力0.1，双眼矫正视力0.6。裂隙灯显微镜检查发现双眼眼位正，晶状体皮质呈放射状混浊（病例5图2）。眼底检查无明显异常。

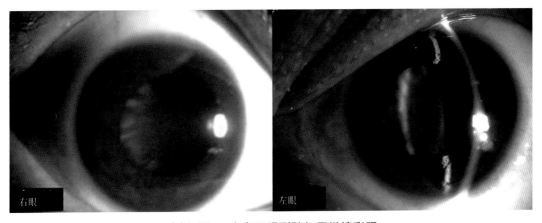

病例5图2　患者双眼裂隙灯显微镜彩照

注：可见双眼晶状体皮质混浊。

（三）辅助检查

基因检测：利用目标区域外显子捕获测序方法，对先证者进行先天性白内障致病基因测序分析，在*HSF4*基因中发现杂合错义突变p.P492L。对家系中的患者和正常人进行Sanger测序，该突变与家系共分离。

（四）临床诊断

双眼先天性白内障。

二、疾病介绍

同病例4。

三、病例点评

先证者38岁，自觉视力下降2个月。有常染色体显性遗传家族史。患者双眼矫正视力0.6，裂隙灯显微镜检查提示双眼晶状体皮质混浊，基因检测发现HSF4基因杂合错义突变p.P492L，与家系共分离。相对位于视轴的晶状体核混浊和后囊混浊，晶状体皮质混浊对视力的影响较小，因此患者早期并没有发现先天性白内障。随年龄增加，晶状体混浊程度进一步加重影响视力，患者才来就诊。

四、延伸阅读

本例患者的先天性白内障是由HSF4基因突变引起的。HSF4基因位于染色体16q22.1，包含15个外显子，主要包括DNA结合结构域，氨基末端疏水重复序列和亚型特异性区域。其编码的蛋白属于热休克转录因子家族，主要作用是调节热休克蛋白的表达以应对体内各种应激反应，主要在心脏、骨骼肌和脑组织表达。在发育的早期阶段，HSF4在晶状体的上皮细胞和纤维细胞中表达，调节这两种细胞的正常生长和分化。同时，HSF4还调节晶状体中α和β晶体蛋白的表达。2002年Bu等人筛选了3个定位于16号染色体的白内障家系，结果发现所有家系先证者都携带HSF4基因错义突变，并与家系共分离。经软件预测，这些错义突变会影响蛋白质的DNA结合结构域。此外，他们在丹麦Marner白内障的家系中也发现了HSF4基因错义突变，证实HSF4基因对晶状体发育至关重要。HSF4基因的突变可导致常染色体显性白内障和常染色体隐性白内障，显性遗传方式在患者中更多见。有研究发现HSF4所有常染色体显性遗传方式的突变都位于DNA结合结构域内，而隐性遗传方式的突变则位于其他结构域。

（病例提供者：李　杨　首都医科大学附属北京同仁医院）

（点评专家：李　杨　张晓慧　首都医科大学附属北京同仁医院）

参考文献

[1]Fujimoto M，Izu H，Seki K，et al.HSF4 is required for normal cell growth and differentiation during mouse lens development[J].EMBO J，2004，23：4297-306.

[2]Somasundaram T，Bhat SP.Developmentally dictated expression of heat shock factors：exclusive

expression of HSF4 in the postnatal lens and its specific interaction with αB-crystallin heat shock promoter[J].J Biol Chem，2004，279：44497-44503.

[3]Bu L，Jin Y，Shi Y，et al.Mutant DNA-binding domain of HSF4 is associated with autosomal dominant lamellar and Marner cataract[J].Nature Genet，2002，31：276-278.

[4]Nakai A.Molecular basis of HSF regulation[J].Nat Struct Mol Biol，2016，23：93-95．doi：10.1038/nsmb.3165.

病例6　常染色体显性先天性白内障-CRYBB2基因突变

一、病历摘要

（一）基本信息

患者男性，19岁。

现病史：13年前体检发现双眼白内障。

家族史：患者的母亲和外婆有相同症状。

（二）专科检查

先证者双眼裸眼视力0.8。裂隙灯显微镜检查发现双眼晶状体皮质呈蓝色点状混浊（病例6图1），余眼部无明显异常。

（三）辅助检查

基因检测：利用目标区域外显子捕获测序方法，对先证者进行先天性白内障致病基因测序分析，在CRYBB2基因中发现杂合无义突变p.Q155X。对家系中的其他患者和正常人进行Sanger测序，突变与家系共分离。

（四）临床诊断

双眼先天性白内障。

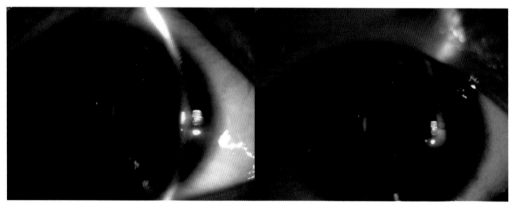

病例6图1　患者裂隙灯显微镜彩照

注：可见双眼晶状体皮质呈蓝色点状混浊。

二、疾病介绍

同病例4。

三、病例点评

本例先证者为年轻男性，体检发现先天性白内障，有常染色体显性遗传家族史。查体双眼裸眼视力0.8。基因检测发现*CRYBB2*基因杂合无义突变p.Q155X，与家系共分离。由于晶状体皮质点状混浊对视力影响较小，因此患者是通过体检才发现先天性白内障。对视力影响较小的皮质点状白内障暂时不需要治疗，定期随访即可。

四、延伸阅读

本例患者的先天性白内障是由*CRYBB2*基因错义突变引起的。*CRYBB2*基因定位于染色体22q11.2-q12.2，编码蛋白是β晶体蛋白的主要成分，包含四个Greek关键结构域。晶体蛋白占人类晶状体可溶性蛋白的90%以上，对维持晶状体的光学透明度和高折射率至关重要。晶体蛋白分为α、β和γ晶体蛋白三种，由不含有细胞核的晶状体纤维细胞合成，损伤后无法再生。β晶体蛋白又分为七个亚组，其中βB1、βB2和βB3晶体蛋白基因定位于染色体22q11，βA1/A3、βA2和βA4晶体蛋白基因分别定位于17q11、2q33和22q11。研究发现*CRYBB2*基因的错义突变主要导致蓝色点状和Coppock白内障。

（病例提供者：李　杨　首都医科大学附属北京同仁医院）

（点评专家：李　杨　张晓慧　首都医科大学附属北京同仁医院）

参考文献

[1]Beby F，Morle L，Michon L，et al.The genetics of hereditary cataract[J].J Fr Ophtalmol，2003，26（4）：400-408.

[2]Bhat SP.Crystallins，genes and cataract[J].Prog Drug Res，2003，60：205-263.

[3]Litt M，Carrero-Valenzuela R，LaMorticella D，et al.Autosomal dominant congenital cataract is associated with a chain termination mutation in the human beta-crystallin gene CRYBB2[J].Hum Mol Genet，1997，6：665-668.

[4]Gill D，Klose R，Munier F，et al.Genetic heterogeneity of the Coppocklike cataract：a mutation in CRYBB2 on chromosome 22q11.2[J].Invest Ophthalmol Vis Sci，2000，41：159-165.

病例7　常染色体显性先天性白内障-CRYGC基因突变

一、病历摘要

（一）基本信息

患儿男性，9岁。

现病史：2个月前体检发现双眼白内障。

家族史：父亲有相同症状。

（二）眼科检查

先证者右眼裸眼视力0.3，左眼裸眼视力0.4。裂隙灯显微镜检查发现双眼晶状体核点状混浊及Y缝混浊（病例7图1），余眼部无明显异常。

（三）辅助检查

基因检测：利用目标区域外显子捕获测序方法，对先证者进行先天性白内障致病基因测序分析，在CRYGC基因中发现杂合错义突变p.R122H。对家系中的其他患者和正常人进行Sanger测序，突变与家系共分离。

（四）临床诊断

双眼先天性白内障。

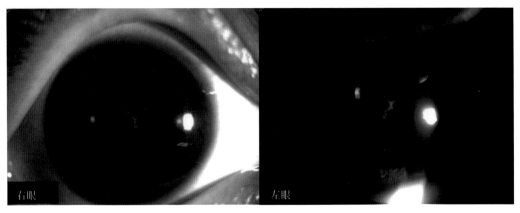

病例7图1　患者裂隙灯显微镜彩照

注：可见双眼晶状体核点状混浊及Y缝混浊

二、疾病介绍

同病例4。

三、病例点评

本例先证者为男性患儿，体检发现双眼白内障。有常染色体显性遗传家族史。右眼裸眼视力0.3，左眼裸眼视力0.4。裂隙灯显微镜检查发现双眼晶状体核点状混浊及Y缝混浊。基因检测发现*CRYGC*基因杂合错义突变p.R122H，与家系共分离。本例晶状体混浊部位主要位于中央区，但由于患儿年龄较小，另外患者未进行屈光状态检查，无法评估先天性白内障对视功能的影响。因此，后续对患儿进行屈光状态检查和最佳矫正视力评估，再确定是否进行先天性白内障的治疗。

总体来说，先天性白内障的基因突变检出率较低，即使利用目标区域外显子捕获测序联合全外显子测序分析，有家族史的先天性白内障患者致病突变检出率仅为30%左右。无家族史的先天性白内障也不能排除是其他非遗传因素所致。对已经明确致病突变的家系，可进行遗传咨询，预测后代及同胞患病风险。

四、延伸阅读

本例患者的先天性白内障是由*CRYGC*基因错义突变引起的。*CRYGC*基因共包括三个外显子，第一个外显子仅编码三个氨基酸，随后的两个外显子分别编码两个Greek关键结构域。由*CRYGC*基因编码的γ晶体蛋白是晶状体的结构蛋白之一，在维持晶状体透明度方面起着至关重要的作用。*CRYGC*基因突变更容易引起核性或板层白内障，这与其在晶状体核中表达水平较高有关。

（病例提供者：李　杨　首都医科大学附属北京同仁医院）

（点评专家：李　杨　张晓慧　首都医科大学附属北京同仁医院）

参考文献

[1]Guo Y，Su D，Li Q，et al.A nonsense mutation of CRYGC associated with autosomal dominant congenital nuclear cataracts and microcornea in a Chinese pedigree[J].Mol.Vis，2012，18：1874-1880.

[2]Santhiya ST，Shyam Manohar M，Rawlley D，et al.Novel mutations in the gamma-crystallin genes cause autosomal dominant congenital cataracts[J].J Med Genet，2002，39（5）：352-358.

[3]Fu L，Liang JJ.Conformational change and destabilization of cataract gamma C-crystallin T5P mutant[J].FEBS Lett，2002，513（2-3）：213-216.

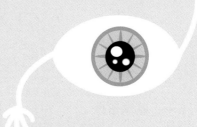

PART 03

第三章

视网膜色素变性

病例8　常染色体显性遗传视网膜色素变性
——RHO基因突变

一、病历摘要

（一）基本信息

主诉：自5岁开始夜视力变差，随后白天视力逐渐下降伴视野缩小。

现病史：患儿5岁时家长诉其无明显诱因出现双眼夜间视力变差，否认眼红、眼痛、视物遮挡、视物变形等不适，就诊于外院，诊断其为"双眼视网膜色素变性"，建议其观察。后家长发现患儿白天视力出现下降，同时出现视物范围缩小。遂就诊于我院门诊，经检查拟诊断为"双眼视网膜色素变性"，建议完善基因检查。患儿当前精神状态良好，食欲、睡眠可，大小便正常，体力良好。

既往史：否认其他烟病史，否认外伤、手术、输血史，否认食物、药物过敏史，按期接种疫苗。

个人史：足月顺产，否认吸氧史。

家族史：否认近亲结婚家族史。

（二）专科检查

视力：右眼中心视力0.8，左眼中心视力0.8，矫正不提高。眼压：右眼Tn，左眼Tn。裂隙灯：双眼无震颤，眼睑位置正常，泪道无脓性分泌物，双眼结膜无充血，角膜清，前房中深，虹膜纹理清，双侧瞳孔等大等圆，直径约3.0mm，对光反射灵敏，双眼晶状体清。眼底检查：双眼视盘色红润，盘沿形态未见明显异常，视网膜血管变细，周边及中周部有大量骨细胞色素沉着，部分累及黄斑区。

（三）辅助检查

光相干断层扫描（OCT）：双眼视网膜变薄，视网膜外层结构萎缩。视野：暂无相关检查。视网膜电图：暂无相关检查。基因检测结果：*RHO*基因突变，在该家系中呈现共分离现象。部分检查结果见病例8图1。

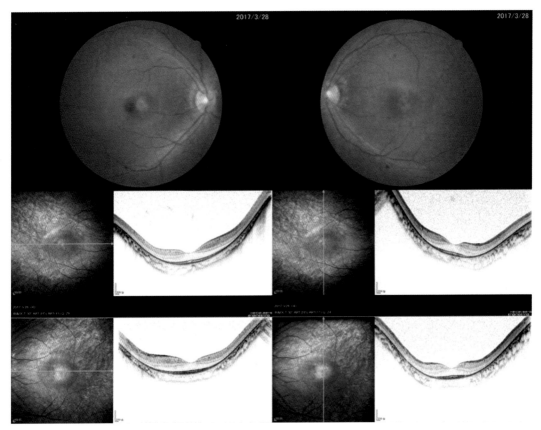

病例8图1　患者彩色眼底照相及光相干断层扫描图像

（四）临床诊断

双眼常染色体显性遗传视网膜色素变性（ADRP）。

诊断依据：患者男性儿童，慢性起病，双眼自5岁起出现夜盲，后逐渐进展为白天视力下降伴视野缺损，查体见眼底呈现典型的"视网膜色素变性"三联征，结合基因检查结果，诊断较为明确。

（五）鉴别诊断

1. 视锥-视杆细胞营养不良　此病主要损害视锥细胞，发病年龄较早。它的症状包括中心视力丧失、畏光和色觉异常。晚期还会出现周边视力丧失和暗适应障碍。这与本例不符，因此不考虑此诊断。

2. Leber先天黑矇　这是一种最早发生、最严重的遗传性视网膜病变。它会在出生时或出生后一年内导致双眼视锥细胞和视杆细胞功能丧失，从而导致婴幼儿天生失明。这与本例不符，因此可以排除。

3. 日食性视网膜病变　这种病变是因凝视太阳而引发的。典型症状是在中心凹中央出现小而圆形的红色或黄色损害区域，周围有清晰的灰色色素包围。这与本例不符，因此可以排除。

二、疾病介绍

1. 患者多在30岁之前发病，最终可能导致失明。

2. 夜盲是早期症状，随后逐渐加重，中心视力逐渐下降。

3. 眼底呈现特征性改变，即出现典型的视网膜色素变性三联征：视盘颜色略苍白或蜡黄，视网膜血管变细，其中动脉变细最为显著，视网膜后极部出现"骨细胞样"色素沉着。

4. 视野检查早期出现环形暗点，随着病情进展逐渐向中心或周边扩大，最终形成典型的管状视野。

5. 视网膜电图呈现波幅降低甚至消失，可在眼底出现病变之前记录到，a波和b波均可表现波峰降低，但b波受损更为显著。

三、病例点评

这位患儿的家长描述了一个从5岁开始的视力问题，表现为夜间视力下降，随后是逐渐恶化的白天视力，伴随着视野缩小的症状。在首次就诊时，家长汇报了夜间视力下降的情况，并且否认了眼红、眼痛、视物遮挡或视物变形等不适。患儿在其他医院被诊断为"双眼视网膜色素变性"并建议进行观察。随后，患儿的家长观察到白天视力进一步下降，并伴随着视物范围的缩小。因此，他们决定在我们的医院门诊寻求更详细的诊断和建议，包括进行基因检查以更全面地了解该情况。

患儿目前的精神状态良好，食欲、睡眠、大小便等生活方面都正常，体力状况也良好。在既往病史方面，否认其他疾病、外伤、手术、输血等情况，也没有食物或药物过敏史，并按疫苗接种计划接种疫苗。在个人史方面，患儿是足月顺产，没有吸氧史。家族史中也没有发现近亲结婚或其他家族疾病史。

该患儿的病史表明，他从5岁开始出现视力问题，涉及夜间和白天视力，以及视野范围的缩小。尽管初步诊断为"双眼视网膜色素变性"，但进一步的基因检查可能有助于明确确诊，进而制定更精确的治疗计划。此外，需要持续关注患儿的视力状况，以及可能出现的任何进展或并发症。

四、延伸阅读

常染色体显性遗传视网膜色素变性（Autosomal Dominant Retinitis Pigmentosa, ADRP）是一种常见的遗传性眼疾，主要特征是视网膜中视杆细胞和视锥细胞的逐渐退化和功能丧失。这种疾病的特点是它的遗传方式，即由一个有缺陷的基因的突变引起，这个基因位于非性染色体上，且只需要一个突变的拷贝即可导致疾病发生，见病例8图2。

在常染色体显性遗传视网膜色素变性中，一个患有突变基因的父母有50%的概率将这个基因传给他们的子女。因此，有家族史的人群患病风险更高。患者通常在年轻或成年时期开始出现视力下降、夜盲、减少的视野和色觉异常等症状。病情的严重程度和进展速度因个体而异。

常染色体显性遗传视网膜色素变性的临床特点可以包括以下方面：

1. 渐进性视力下降　视网膜中感光细胞的逐渐退化导致视力逐渐减退，从而影响患者的日常生活和视觉功能。

2. 夜盲　患者在暗光环境下视力受损，常常出现夜间视力下降的症状，特别是在暗处或夜间难以看清物体。

3. 视野缩小　视网膜色素变性可导致患者逐渐失去周围和侧面的视觉，使得视野逐渐缩小，最终可能只剩下中央视野。

4. 色觉异常　部分患者可能出现色觉缺陷，例如对颜色的辨别能力下降或无法区分某些颜色。

5. 视网膜色素沉着　患者的视网膜可能出现色素沉着斑点，这些斑点可能在视网膜各个区域出现，形成黑色或棕色的斑块。

6. 视杆—锥细胞功能障碍　该疾病影响视网膜中的视杆细胞和视锥细胞，因此患者可能在暗处和明亮环境中都会有视觉问题。

7. 家族性遗传　常染色体显性遗传的特点意味着该疾病通常在一个家族中多代出现，有家族史的人患病的风险更高。

目前，常染色体显性遗传视网膜色素变性的治疗方法仍然有限。虽然无法治愈该疾病，但一些治疗手段可以帮助患者减轻症状、保护残余视力和提高生活质量。例如，视觉辅助设备、低视力辅助、康复训练和基因治疗等方法可能对患者有所帮助。对于患有常染色体显性遗传视网膜色素变性的个体和家庭，遗传咨询和定期眼科检查也非常重要。

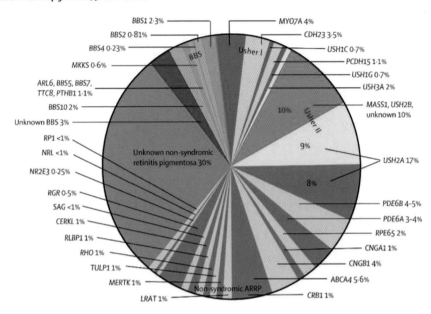

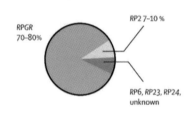

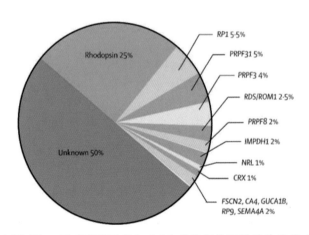

病例8图2　致病基因及其与（A）常染色体隐性遗传疾病（ARRP）、（B）常染色体显性遗传疾病和（C）X连锁遗传疾病的关系

注：约40%的病例归因于尚未发现的基因。

摘自：Hartong DT，Berson EL，Dryja TP.Retinitis pigmentosa.Lancet，2006 Nov 18；368（9549）：1795-809.

（病例提供者：金子兵　李　杨　何海龙　首都医科大学附属北京同仁医院）

（点评专家：金子兵　首都医科大学附属北京同仁医院）

参考文献

[1]Hartong DT，Berson EL，Dryja TP.Retinitis pigmentosa[M].London：Lancet，2006，368（9549）：1795-809.

[2]Li S，Hu Y，Li Y，et al.Generation of nonhuman primate retinitis pigmentosa model by in situ knockout of RHO in rhesus macaque retina[J].Sci Bull（Beijing），2021，66（4）：374-385.

[3]Meng D，Ragi SD，Tsang SH.Therapy in Rhodopsin-Mediated Autosomal Dominant Retinitis Pigmentosa[J].Mol Ther，2020，28（10）：2139-2149.doi：10.1016/j.ymthe.2020.08.012.Epub 2020 Aug 25.Erratum in：Mol Ther，2022，30（7）：2633.

[4]Lewin AS，Rossmiller B，Mao H.Gene augmentation for adRP mutations in RHO[J].Cold Spring Harb Perspect Med，2014，4（9）：a017400.

病例9 常染色体显性遗传视网膜色素变性
——TOPORS基因突变

一、病历摘要

（一）基本信息

主诉：自5岁开始夜视力变差伴视野缩小。

现病史：患儿5岁时家长诉其无明显诱因出现双眼夜间视力变差，否认眼红、眼痛、视物遮挡、视物变形等不适，就诊于外院，诊断其为"双眼视网膜色素变性"。后出现视物范围缩小。遂就诊于我院门诊，经检查拟诊断为"双眼视网膜色素变性"，建议完善基因检查。患者当前精神状态一般，食欲、睡眠可，大小便正常，体力良好。

既往史：否认其他烟病史，否认外伤、手术、输血史，否认食物、药物过敏史。按期接种疫苗。

个人史：足月顺产，否认吸氧史。

家族史：否认近亲结婚家族史，患者父亲具有相同症状。

（二）眼科检查

视力：右眼中心视力0.1，矫正视力0.8，左眼中心视力0.1，矫正视力0.8。眼压：右眼Tn，左眼Tn。裂隙灯：双眼无震颤，眼睑位置正常，泪道无脓性分泌物，双眼结膜无充血，角膜清，前房中深，虹膜纹理清，双侧瞳孔等大等圆，直径约3.0mm，对光反射灵敏，双眼晶状体清。眼底检查：双眼视盘视盘蜡黄，盘沿形态未见明显异常，视网膜血管变细，视网膜脉络膜萎缩，周边及中周部有大量骨细胞色素沉着。

（三）辅助检查

光相干断层扫描（OCT）：双眼外核层结构丢失，仅中心凹残余椭圆体带。视野：暂无相关检查。视网膜电图：暂无相关检查。基因检测结果：*TOPORS*基因突变，在该家系中呈现共分离现象。部分检查结果见病例9图1。

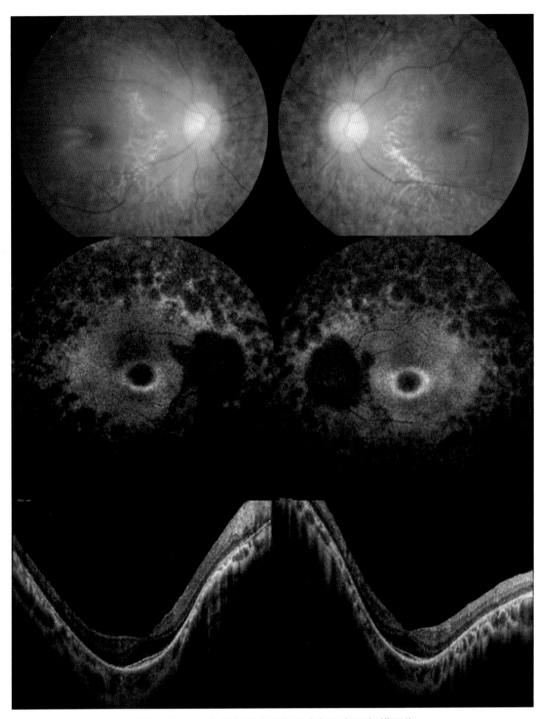

病例9图1　患者彩色眼底照相及光相干断层扫描图像

（四）临床诊断

双眼常染色体显性遗传视网膜色素变性（ADRP）。

诊断依据：患者青年男性，慢性起病，双眼自5岁起出现夜盲，后逐渐进展为白天视力下降伴视野缺损，查体见眼底呈现典型的"视网膜色素变性"三联征，结合基因检查结果，诊断较为明确。

（五）鉴别诊断

1. 视锥-视杆细胞营养不良　此病主要损害视锥细胞，发病年龄较早。它的症状包括中心视力丧失、畏光和色觉异常。晚期还会出现周边视力丧失和暗适应障碍。这与本例不符，因此不考虑此诊断。

2. Leber先天黑矇　这是一种最早发生、最严重的遗传性视网膜病变。它会在出生时或出生后一年内导致双眼视锥细胞和视杆细胞功能丧失，从而导致婴幼儿天生失明。这与本例不符，因此可以排除。

3. 日食性视网膜病变　这种病变是因凝视太阳而引发的。典型症状是在中心凹中央出现小而圆形的红色或黄色损害区域，周围有清晰的灰色色素包围。这与本例不符，因此可以排除。

二、疾病介绍

同病例8。

三、病例点评

本例患者自5岁开始夜间视力下降，并伴随视野缩小的症状。在现病史方面，患儿的家长在患儿5岁时报告了这一问题，但未观察到任何明显的引发因素，并且否认了眼红、眼痛、视物遮挡或视物变形等不适。初次就诊时，患儿被诊断为"双眼视网膜色素变性"，随后患者出现了视物范围的缩小，因此决定前来我院门诊寻求进一步的诊断。经过检查，暂时的诊断仍为"双眼视网膜色素变性"，并建议进行详细的基因检查。

患者目前的精神状态一般，食欲、睡眠、大小便方面都正常，体力状况良好。在既往史方面，患者否认其他重要疾病史、外伤、手术、输血史，也没有食物或药物过敏史，按照疫苗接种计划接种了疫苗。在个人史方面，患者是足月顺产，没有吸氧史。家族史中没有发现近亲结婚的情况。但值得注意的是，患者的父亲也有相同的症状，这可能具有重要的临床意义。

总之，这位患者的病史表明，他在5岁时开始出现了与视力相关的问题，包括夜间视力下降和视野缩小。尽管初步诊断为"双眼视网膜色素变性"，但建议进行详细的基因检查，以明确确诊，进而制订更精确的治疗计划。此外，考虑到家族史中父亲也有相同症状，可能需要进一步的家庭遗传学评估。需要继续关注患者的视力状况，以及可能出现的任何进展或并发症。

四、延伸阅读

同病例8。

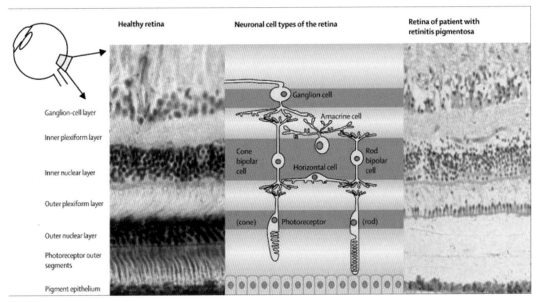

病例9图2　健康人类视网膜的组织学外观（左）和中期视网膜色素变性患者的视网膜（右）

摘自：Hartong DT，Berson EL，Dryja TP.Retinitis pigmentosa.Lancet，2006，368（9549）：1795-809.

（病例提供者：金子兵　李　杨　何海龙　首都医科大学附属北京同仁医院）

（点评专家：金子兵　首都医科大学附属北京同仁医院）

参考文献

[1]Hartong DT，Berson EL，Dryja TP.Retinitis pigmentosa[M].London：Lancet，2006，368（9549）：1795-809.

[2]Fahim AT，Daiger SP，Weleber RG.Nonsyndromic Retinitis Pigmentosa Overview.2000 Aug 4[updated 2023 Apr 6].In：Adam MP，Mirzaa GM，Pagon RA，et al.editors.GeneReviews® [Internet].Seattle（WA）：University of Washington，Seattle；1993-2023．PMID：20301590.

[3]Verbakel SK，van Huet RAC，Boon CJF，et al.Non-syndromic retinitis pigmentosa[J].Prog Retin Eye Res，2018，66：157-186.

[4]Dias MF，Joo K，Kemp JA，et al.Molecular genetics and emerging therapies for retinitis pigmentosa：Basic research and clinical perspectives[J].Prog Retin Eye Res，2018，63：107-131.

病例10　X-连锁隐性遗传视网膜色素变性
——RP2基因突变

一、病历摘要

（一）基本信息

主诉：患者自幼夜盲伴视力下降。

现病史：患儿家长诉其自幼双眼夜间视力变差。否认眼红、眼痛、视物遮挡、视物变形等不适，就诊于外院，诊断其为"双眼视网膜色素变性"，建议转诊至上级医院，遂就诊于我院门诊。经检查拟诊断为"双眼视网膜色素变性"，建议完善基因检查。患儿当前精神状态良好，食欲、睡眠可，大小便正常，体力良好。

既往史：否认其他烟病史，否认外伤、手术、输血史，否认食物、药物过敏史，按期接种疫苗。

个人史：足月顺产，否认吸氧史。

家族史：否认近亲结婚家族史，患者舅舅、外公的一个姐妹及其儿子具有相同症状。

（二）专科检查

视力：右眼中心视力0.15，左眼中心视力0.5，矫正不提高。

眼压：右眼Tn，左眼Tn。

裂隙灯：双眼无震颤，眼睑位置正常，泪道无脓性分泌物，双眼结膜无充血，角膜清，前房中深，虹膜纹理清，双侧瞳孔等大等圆，直径约3.0mm，对光反射灵敏，双眼晶状体清。

眼底检查：双眼豹纹状眼底改变，脉络膜大血管明显可见，视盘蜡黄，边界清楚，盘沿形态未见明显异常，视网膜血管变细，视网膜脉络膜萎缩。

（三）辅助检查

光相干断层扫描（OCT）：双眼外核层结构丢失，累及黄斑，视网膜厚度变薄。

视野：暂无相关检查。

视网膜电图：双眼均可见波形呈熄灭型。

基因检测结果：RP2基因突变，在该家系中呈现共分离现象。

部分检查结果见病例10图1。

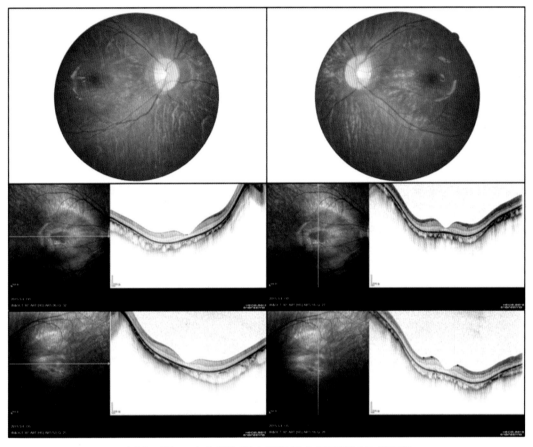

病例10图1 患者彩色眼底照相及光相干断层扫描图像

（四）临床诊断

1. 诊断 双眼X连锁隐性遗传视网膜色素变性（XLRP）。

2. 诊断依据 患者男性儿童，慢性起病，双眼自幼起出现夜盲，后逐渐视力下降伴视野缺损，查体可见眼底呈现双眼豹纹状眼底改变，脉络膜大血管明显可见，视盘蜡黄、边界清楚，盘沿形态未见明显异常，视网膜血管变细，视网膜脉络膜萎缩。结合患儿家族史及基因检查结果，诊断较为明确。

（五）鉴别诊断

1. 视锥—视杆细胞营养不良 此病主要损害视锥细胞，发病年龄较早。其症状包括中心视力丧失、畏光和色觉异常，晚期还会出现周边视力丧失和暗适应障碍。与本例不符，因此暂不考虑此诊断。

2. Leber先天黑矇 这是一种最早发生、最严重的遗传性视网膜病变。出生时或出生后一年内，双眼的视锥细胞和视杆细胞功能丧失，导致婴幼儿天生失明。与本例不符，因此可以排除。

3. 梅毒性脉络膜视网膜炎 这种病的色素沉着带黄色的斑点相对原发性视网膜色素变性较小，同时严重侵犯眼底及周边部。夜盲症状不明显，视盘颜色也会变淡。通过检查梅毒血清反应阳性可以进行鉴别诊断。

二、疾病介绍

1. 夜盲 是最早期的症状，患者发病年龄早，并且大多伴有近视。随后，视野缓慢缩小，晚期形成管状视野，双眼的表现通常比较对称。

2. 典型的眼底改变 包括骨细胞样色素沉着、视网膜色素上皮层和脉络膜毛细血管萎缩，脉络膜大血管明显可见，形成豹纹状眼底改变。视网膜血管呈现一致性狭窄，尤其是动脉。视盘萎缩呈蜡黄色改变，边缘清晰。

3. 视网膜电图 无法正常应激，b波消失，这种改变可能早于眼底改变的出现。

三、病例点评

这位患者自幼时期就有夜盲症状，并伴随着视力下降。在现病史方面，患儿的家长描述了自幼时双眼夜间视力下降的情况，但否认了眼红、眼痛、视物遮挡或视物变形等不适。患者最初就诊于外院，被诊断为"双眼视网膜色素变性"，并建议进行转诊至上级医院。随后，患者前来我院门诊，经过检查后，初步诊断仍然是"双眼视网膜色素变性"，并建议进行详细的基因检查。

患儿目前的精神状态良好，食欲、睡眠、大小便方面都正常，体力状况也良好。在既往史方面，患者否认其他疾病史、外伤、手术、输血史，也没有食物或药物过敏史，按照疫苗接种计划接种了疫苗。在个人史方面，患者是足月顺产，没有吸氧史。家族史中没有发现近亲结婚的情况。但值得注意的是，患者的舅舅、外公的一个姐妹以及她的儿子都具有相同的症状。

这位患者的病史表明，他从幼年时期就出现了夜盲症状，伴随着视力下降。尽管初步诊断为"双眼视网膜色素变性"，但建议进行详细的基因检查以明确确诊，从而制订更精确的治疗计划。考虑到家族中多位成员也有相同症状，需要进行家庭遗传学评估，以更好地理解疾病的遗传模式和风险因素。需要继续关注患者的视力状况，以及可能出现的任何进展或并发症。

四、延伸阅读

X-连锁隐性遗传视网膜色素变性（X-Linked Retinitis Pigmentosa，XLRP）是一种罕

见的视网膜疾病，遵循X–连锁隐性遗传方式。这意味着患病基因位于X染色体上，并且通常仅在女性携带两个突变基因时才表现出疾病症状，而男性仅需携带一个突变基因就可能受到影响。视网膜电图见病例10图2。

X–连锁隐性遗传视网膜色素变性的临床特点可以包括以下方面：

1. 渐进性视力下降　患者的视力逐渐减退，从而影响其日常生活和视觉功能。视力损失的速度和严重程度因个体而异。

2. 夜盲　患者在暗光环境下视力受损，常常出现夜间视力下降的症状，特别是在暗处或夜间难以看清物体。

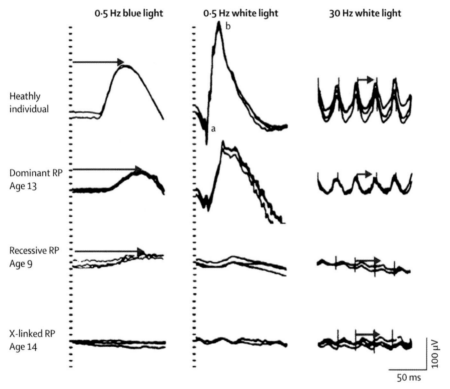

病例10图2　来自健康个体和三名早期视网膜色素变性患者的ERG（视网膜电图）反应

这三名患者的视网膜色素变性分别为常染色体显性、常染色体隐性和X连锁遗传

摘自：Hartong DT，Berson EL，Dryja TP.Retinitis pigmentosa.Lancet，2006 Nov 18；368（9549）：1795–809.

3. 视野缺损　视网膜色素变性导致患者逐渐失去周围和侧面的视觉，使得视野逐渐缩小，最终可能只剩下中央视野。

4. 色觉异常　部分患者可能出现色觉缺陷，如对颜色的辨别能力下降或无法区分某些颜色。

5．视网膜色素沉着　患者的视网膜可能出现色素沉着斑点，这些斑点可能在视网膜各个区域出现，形成黑色或棕色的斑块。

6．视杆—锥细胞功能障碍　该疾病影响视网膜中的视杆细胞和视锥细胞，因此患者可能在暗处和明亮环境中都会有视觉问题。

由于XLRP是X染色体遗传，男性更容易受到影响。而女性作为携带者，通常只表现为轻微的视觉损失或无症状，因为她们还有一个正常的X染色体。

对于可能患有X–连锁隐性遗传视网膜色素变性的个体，建议咨询专业的眼科医生或遗传学家进行详细的诊断和评估，以获取更准确的信息和适当的管理方案。

（病例提供者：金子兵　李　杨　何海龙　首都医科大学附属北京同仁医院）

（点评专家：金子兵　首都医科大学附属北京同仁医院）

参考文献

[1]Hartong DT，Berson EL，Dryja TP.Retinitis pigmentosa[M].London：Lancet，2006，368（9549）：1795-809.

[2]Beltran WA，Cideciyan AV，Lewin AS，et al.Gene augmentation for X-linked retinitis pigmentosa caused by mutations in RPGR[J].Cold Spring Harb Perspect Med，2014，5（2）：a017392.

[3]Mansouri V.X-Linked Retinitis Pigmentosa Gene Therapy：Preclinical Aspects[J]. Ophthalmol Ther，2023，12（1）：7-34.

[4]Raghupathy RK，McCulloch DL，Akhtar S，et al.Zebrafish model for the genetic basis of X-linked retinitis pigmentosa[J].Zebrafish，2013，10（1）：62-69.

病例11　常染色体隐性视网膜色素变性–CRB1突变

一、病历摘要

（一）基本资料

患者女性，17岁。

主诉：自幼夜盲，发病以来白天视力逐渐下降。

既往史：患者既往体健，否认余眼病史。

家族史：否认近亲结婚家族史。

（二）专科检查

视力：右眼0.08左眼0.3，矫正无提高。裂隙灯检查：双眼晶状体清，双眼眼底可见视盘边清色可，视网膜动脉血管变细，后极部网膜见大量骨细胞色素沉着。

（三）辅助检查

黄斑相干光断层扫描（OCT）示双眼外核层变薄、椭圆体带消失、RPE层变薄。基于全外显子测序平台，成功在CRB1基因上检测到突变。针对先证者的基因变异进行家庭成员平行比对，结果符合家系共分离。

（四）临床诊断

双眼CRB1常染色体隐性视网膜色素变性（Autosome recessive Retinitis pigmentosa，ARRP）。

二、疾病介绍

视网膜色素变性（retinitis pigmentosa，RP）是以视网膜光感受器细胞和视网膜色素上皮细胞不可逆受损为主要特征的遗传性视网膜疾病，其主要临床特征包括视力下降伴夜盲、进行性视野缺损、视网膜电图异常等。绝大多数的RP为单基因遗传，遗传方式可以是常染色体显性、常染色体隐性及X连锁隐性遗传，少数可表现为双基因遗传和线粒体遗传，具体取决于所涉及的基因[1-4]。

常染色体隐性视网膜色素变性（autosomal recessive retinitis pigmentosa，简称ARRP）是一种罕见的遗传性眼疾，全球范围内的发病率为1/5000～1/4000。ARRP主要发生在儿童和年轻人身上，通常在10岁左右开始出现症状，但也有些患者可能在生后几个月时就开始出现症状了。ARRP的发病率在不同地区和人群中有所不同。例如，在英国和北欧国家，ARRP的发病率相对较高，而在亚洲国家，尤其是中国，ARRP的发病率相对较低。ARRP的遗传模式是常染色体隐性遗传，这意味着如果父母都是健康人但是携带了该病的基因，他们的子女有25%的概率患上该病。因此，ARRP通常在家族中发生聚集现象。

患者最初多表现为夜盲或暗适应异常，逐渐发生视力下降，也有部分患者最初主诉视野狭窄，20%~30%的患者还表现为与眼外异常相关的综合征。在RP的经典表现中，夜盲症或者暗适应异常多始于青春期，而中周部视野缺损或视力丧失则在中青年时期更为明显。典型的眼底表现为视盘蜡黄或苍白、视网膜血管变细和视盘骨细胞样色素沉着，但并非所有的患者都会出现典型的骨细胞样色素沉着，且色素沉着程度因人而异，并不一定反映疾病的严重程度。光相干断层扫描呈现椭圆体带消失，RPE变薄，但中心凹下的椭圆体带可以保留到疾病晚期。闪光视网膜电图表现为不同程度的视锥、视杆细胞反应下降，以视杆细胞反应下降为主，疾病晚期多为熄灭型。视野可以表现为不同形式的视野缺损，呈进行性发展，晚期多为管状视野。经典的RP在眼底自身荧光上呈现黄斑区的强自身荧光和周边萎缩区的弱自身荧光。

三、病例点评

本病例表现为自幼夜盲，呈缓慢进展型，双眼眼底可见视网膜动脉血管变细，后极部网膜见大量骨细胞色素沉着（病例11图1）。OCT示双眼外层视网膜变薄（病例11图2）。基于全外显子测序技术及全面的遗传学分析，成功在*CRB1*基因上明确致病突变。*CRB1*基因定位于1q31.3，编码一种定位于感光细胞内节以及Müller细胞的跨膜蛋白，在视网膜的发育和功能中起着重要的作用。*CRB1*基因的突变与多种临床表型各异

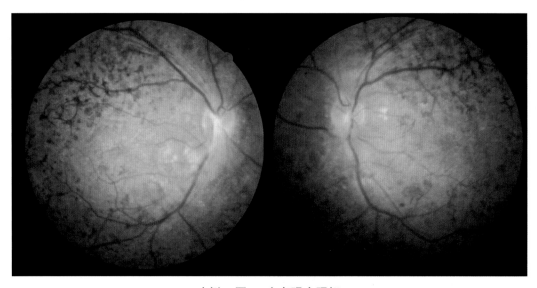

病例11图1　患者眼底照相

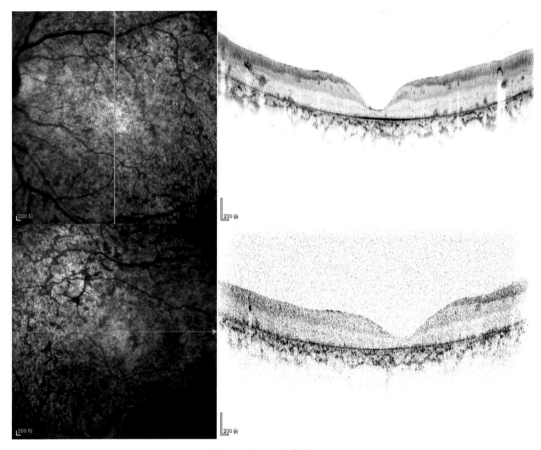

病例11图2　患者的OCT

的视网膜变性相关[5]，包括视网膜色素变性（RP），Leber先天性黑蒙（LCA），锥杆细胞营养不良，黄斑营养不良，中心凹的视网膜劈裂。*CRB1*占非综合征型RP的3%～9%。*CRB1*相关的RP通常是常染色体隐性遗传的，也可以是常染色体显性遗传。*CRB1*相关的RP在眼底镜检查中可以看到骨细胞样色素沉着、视网膜小动脉变窄、视盘蜡白、后囊下白内障和玻璃体细胞等特征性改变。目前，对于*CRB1*相关性视网膜变性还没有有效的治疗方法，但是有一些研究正在进行中，包括基因治疗、干细胞移植和电子眼等。

四、延伸阅读

RP具有高度的临床及遗传异质性，其精确诊断分型往往需结合基因检测才得以实现。自1990年RP的第一个致病基因*RHO*被发现[6]，迄今为止，已明确的RP致病基因已超过80个，如*USH2A*、*CRB1*、*EYS*、*RPGR*等，但仍有近半数的患者未能在已知基因上找到明确的致病突变，这提示我们还有大量未知的病因有待挖掘，如非编码区变异、拷贝数变异以及新基因等[7, 8]。

近年来，基因治疗的研究取得了很多突破性的进展，给广大患者和医务工作者带来了希望。明确诊断则是开展基因治疗的基础，也是遗传性疾病拥有良好预后的关键。

（病例提供者：金子兵　徐　捷　沈人娟　首都医科大学附属北京同仁医院）

（点评专家：金子兵　首都医科大学附属北京同仁医院）

参考文献

[1]Hartong DT，Berson EL，Dryja TP.Retinitis pigmentosa[M].London：Lancet，2006，368：1795-1809.

[2]Verbakel SK，van Huet RAC，Boon CJF，et al.Non-syndromic retinitis pigmentosa[J].Progress in Retinal and Eye Research，2018，66：157-186.

[3]刘红丽，吴继红.视网膜色素变性的诊断和治疗进展[J].中华眼底病杂志，2021，37（11）：896-900．DOI：10.3760/cma.j.cn511434-20210319-00147.

[4]Carss KJ，Arno G，Erwood M，et al.Comprehensive Rare Variant Analysis via Whole-Genome Sequencing to Determine the Molecular Pathology of Inherited Retinal Disease[J].American Journal of Human Genetics，2017，100：75-90.

[5]Bujakowska K，Audo I，Mohand-Saïd S，et al.CRB1 mutations in inherited retinal dystrophies[J].Human mutation，2012，33（2）：306-315.

[6]Dryja TP，McGee TL，Hahn LB，et al.Mutations within the rhodopsin gene in patients with autosomal dominant retinitis pigmentosa[J].N Engl J Med，1990，323（19）：1302-1307.

[7]Gao FJ，Li JK，Chen H，et al.Genetic and Clinical Findings in a Large Cohort of Chinese Patients with Suspected Retinitis Pigmentosa[J].Ophthalmology，2019，126：1549-1556.

[8]Huang XF，Mao JY，Huang ZQ，et al.Genome-Wide Detection of Copy Number Variations in Unsolved Inherited Retinal Disease[J].Investigative Ophthalmology & Visual Science，2017，58：424-429.

病例12　常染色体隐性视网膜色素变性-USH2A突变

一、病历摘要

（一）基本资料

患者女性，39岁。

主诉及现病史：33岁开始发病，初始症状为夜盲伴视野缩小，发病以来视力亦逐渐下降，遂就诊于首都医科大学附属北京同仁医院。

既往史：患者既往体健。否认余眼病史，否认听力下降。

家族史：否认近亲结婚家族史。

（二）专科检查

视力：双眼0.5，矫正无提高。

裂隙灯检查：双眼晶状体清，双眼眼底可见视盘边清色可，视网膜动脉血管变细，后极部网膜青灰色。

（三）辅助检查

OCT：示双眼外核层变薄、椭圆体带消失、RPE层变薄。

视网膜电图（ERG）：表现a波和b波波峰降低。

视野：表现为管状视野。

听力检查：未见明显异常。

基于全外显子测序平台，成功在*USH2A*基因上检测到突变。针对先证者的基因变异进行家庭成员平行比对，结果符合家系共分离。

（四）临床诊断

双眼*USH2A*相关常染色体隐性视网膜色素变性（autosome recessive retinitis pigmentosa，ARRP）。

二、疾病介绍

同病例11。

三、病例点评

本病例表现为夜盲呈缓慢进展型，双眼眼底可见视网膜动脉血管变细，后极部网膜青灰色（病例12图1）。OCT示双眼外核层变薄、椭圆体带消失、RPE层变薄（病例12图2）。基于全外显子测序、一代测序以及致病性分析，成功在*USH2A*基因上检测到致病性双等位基因突变。

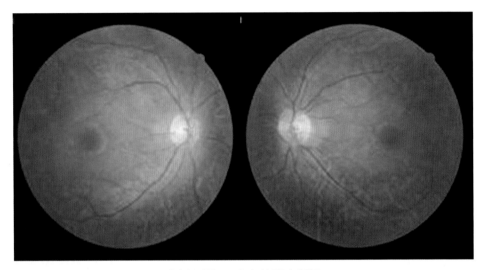

病例12图1　患者的眼底照相

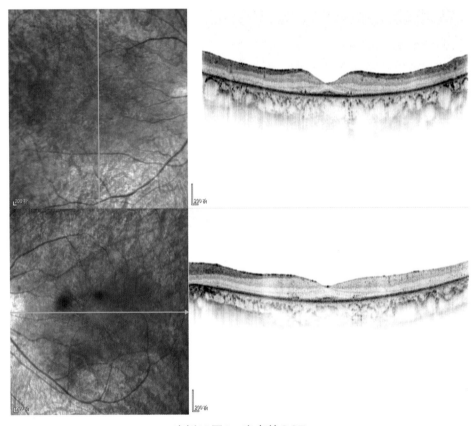

病例12图2　患者的OCT

USH2A基因定位于1q41，跨度800.05 kb，有72个外显子，编码一个5202个氨基酸构成的跨膜蛋白Usherin。Usherin蛋白主要在视网膜感光细胞和耳蜗的毛细胞中表达。在视网膜中，该蛋白在视网膜色素上皮细胞和光感受器细胞之间起到连接和信号传递的作用。USH2A基因的突变会导致这种蛋白质的功能缺失或异常，从而引起视网膜色素上皮细胞和光感受器细胞的退化和死亡，进而导致RP的发生[1-3]。

USH2A基因的双等位基因变异可导致2型尤塞综合征（USH2）或非综合征RP。在这两种情况下，视网膜表型均包括进行性夜盲和视野收缩（病例12图3）。随着疾病进展，中心视力也将逐渐丢失。USH2是为最常见的尤塞综合征亚型，除视网膜色素变性外，还伴有中重度感音神经性听力障碍，其视网膜色素变性往往开始于生命的第二个十年[4-6]。

本例患者33岁开始出现眼部症状，否认听力异常，听力检查未见明显异常。结合临床表现及基因检测结果，本例病例可明确诊断为USH2A相关非综合征型视网膜色素变性。

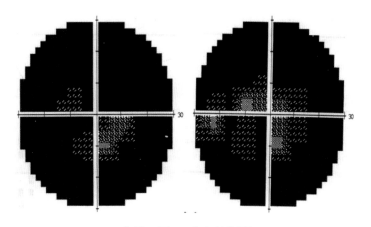

病例12图3　患者的视野

四、延伸阅读

USH2A基因是非综合征型RP及USH2最主要的致病基因之一，可占非综合征型RP遗传病因的7%以上，而对于USH2则有超过半数患者为USH2A基因突变所致。迄今为止，已有超过1000个致病性变异被报道。在我国，c.2802T＞G以及c.8559-2A＞G是最为常见的致病性突变[4, 7-11]。

目前对于常染色体隐性遗传基因突变所致RP的基因治疗临床研究多采用基因替代治疗，且已有部分基因替代治疗的临床试验取得了较大的突破[12-14]。如针对RPE65双等位基因突变，美国FDA已经在2017年批准了一种基因替代药物Luxturna[14]。然而由于USH2A基因较大，远超过了目前常用的AAV的运载能力，近年来，反义寡核苷酸药物[15]、基因编辑技术以及光感受器移植等技术，已成为*USH2A*相关疾病治疗研究的焦点。

（病例提供者：金子兵　徐　捷　沈人娟　首都医科大学附属北京同仁医院）

（点评专家：金子兵　首都医科大学附属北京同仁医院）

参考文献

[1]Weston MD，Eudy JD，Fujita S，et al.Genomic structure and identification of novel mutations in Usherin，the gene responsible for Usher syndrome type IIa[J].Am J Hum Genet，2000，66：1199-1210.

[2]Kimberling WJ，Weston MD，Moller C，et al.Gene mapping of Usher syndrome type IIA：localization of the gene to a 2.1-cM segment on chromosome 1q41[J].Am J Hum Genet，1995，56：216-23.

[3]Liu X，Bulgakov OV，Darrow KN，et al.Usherin is required for maintenance of retinal photoreceptors and normal development of cochlear hair cells[J].Proc Natl Acad Sci，2007，104：4413-4418.

[4]Seyedahmadi BJ，Rivolta C，Keene JA，et al.Comprehensive screening of the USH2A gene in Usher syndrome type II and non-syndromic recessive retinitis pigmentosa[J].Exp Eye Res，2004，79（2）：167-173.

[5]Hartong DT，Berson EL，Dryja TP.Retinitis pigmentosa[J].London：Lancet，2006，368：1795-1809.

[6]Verbakel SK，van Huet RAC，Boon CJF，et al.Non-syndromic retinitis pigmentosa[J].Progress in Retinal and Eye Research，2018，66：157-186.

[7]Koyanagi Y，Akiyama M，Nishiguchi KM，et al.Genetic characteristics of retinitis pigmentosa in 1204 Japanese patients[J].J Med Genet，2019，56（10）：662-670.

[8]Huang XF，Huang F，Wu KC，et al.Genotype-phenotype correlation and mutation spectrum in a large cohort of patients with inherited retinal dystrophy revealed by next-generation sequencing[J].Genet Med，2015，17：271-278.

[9]Gao FJ，Wang DD，Chen F，et al.Prevalence and genetic-phenotypic characteristics of patients with USH2A mutations in a large cohort of Chinese patients with inherited retinal disease[J].Br J Ophthalmol，2021，105（1）：87-92.

[10]Stone EM，Andorf JL，Whitmore SS，et al.Clinically Focused Molecular Investigation of 1000 Consecutive Families with Inherited Retinal Disease[J].Ophthalmology，2017，124（9）：1314-31.

[11]Su BN，Shen RJ，Liu ZL，et al.Global spectrum of USH2A mutation ininherited retinal dystrophies：Prompt message for development of base editingtherapy[J].Frontiers In Aging Neuroscience，2022，14：948279.

[12]Botto C，Rucli M，Tekinsoy MD，et al.Early and late stage gene therapy interventions for inherited retinal degenerations[J].Progress in Retinal and Eye Research，2022，86：100975.

[13]Pulman J，Sahel J A，Dalkara D.New Editing Tools for Gene Therapy in Inherited Retinal Dystrophies[J].CRISPR J，2022，5：377-388.

[14]Russell S，Bennett J，Wellman JA，et al.Efficacy and safety of voretigene neparvovec（AAV2-hRPE65v2）in patients with RPE65-mediated inherited retinal dystrophy：a randomised，controlled，open-label，phase 3 trial[M].London：Lancet，2017，390：849-860.

[15]Dulla K，Slijkerman R，van Diepen HC et al.Antisense oligonucleotide-based treatment of retinitis pigmentosa caused by USH2A exon 13 mutations[J].Molecular Therapy，2021，29：2441-2455.

病例13　常染色体隐性视网膜色素变性-PDE6A突变

一、病历摘要

（一）基本资料

患者男性，47岁。

主诉：自幼夜盲，发病以来白天视力逐渐下降。

既往史：患者既往体健。

家族史：父母为姑舅亲，否认余眼病史。

（二）专科检查

视力：右眼0.02左眼0.1，矫正无提高。

（三）辅助检查

裂隙灯检查：右眼人工晶体在位，左眼晶体皮质混浊，双眼眼底可见视盘边清色淡，视网膜动脉血管变细，后极部网膜见大量骨细胞色素沉着。OCT示双眼外层视网膜萎缩，黄斑前膜。基于全外显子测序平台，在*PDE6A*基因上检测到纯合突变。针对先证者的基因变异进行家庭成员一代测序验证，结果符合家系共分离。

（四）临床诊断

双眼*PDE6A*相关常染色体隐性视网膜色素变性（autosome recessive retinitis pigmentosa，ARRP）。

二、疾病介绍

同病例11。

三、病例点评

本病例表现为自幼夜盲，呈缓慢进展型，双眼眼底可见视盘边清色淡，视网膜动脉血管变细，后极部网膜见大量骨细胞色素沉着（病例13图1）。OCT示双眼外层视网膜萎缩，黄斑前膜（病例13图2）。基于全外显子测序平台，成功在*PDE6A*基因上鉴定双等位基因突变。*PDE6A*基因是一种编码视网膜光感受器细胞中的磷酸二酯酶6A亚基的基因，该亚基是一种参与视觉信号转导的重要酶。*PDE6A*基因的突变会导致磷酸二酯酶6A亚基的功能缺陷或缺失，从而影响视网膜光感受器细胞对光刺激的响应，进而导致RP的发生[1]。

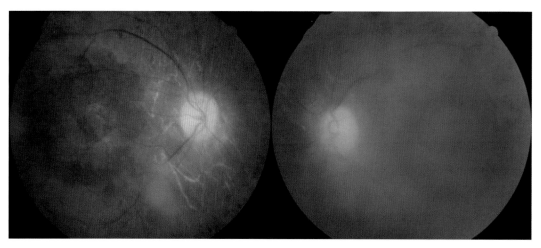

病例13图1　患者的眼底照相

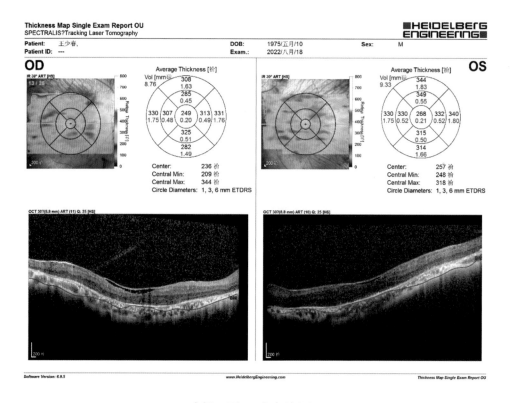

病例13图2　患者的OCT

四、延伸阅读

RP的致病基因已发现近百种，但国内尚无已投入临床应用的基因治疗方法。2017年美国和欧盟批准上市了基因治疗药物Luxturna，用于治疗由*RPE65*基因突变导致的Leber

先天性黑矇和RP[2]，此药物目前还未在我国获批用于临床。除此之外，还有数项针对RP主要致病基因*PRGR*、*MERTK*、*PDE6A*等基因的临床试验正在进行[3]。目前进行中的RP基因治疗临床试验，都是前瞻性、非盲法、自身对照研究；同时，RP的光遗传学治疗以及细胞治疗亦处于临床试验阶段，目前已开展的研究证实了相应治疗方法的安全性并呈现出一定的治疗效果，而其最终的临床疗效还有待进一步的临床试验结果以及高级别证据的RCT研究[4]。

（病例提供者：金子兵　徐　捷　首都医科大学附属北京同仁医院）
（点评专家：金子兵　首都医科大学附属北京同仁医院）

参考文献

[1]Petersen-Jones SM，Entz DD，Sargan DR.cGMP phosphodiesterase-alpha mutation causes progressive retinal atrophy in the Cardigan Welsh corgi dog[J].Invest Ophthalmol Vis Sci，1999，40（8）：1637-1644.

[2]Russell S，Bennett J，Wellman JA，et al.Efficacy and safety of voretigene neparvovec（AAV2-hRPE65v2）in patients with RPE65-mediated inherited retinal dystrophy：a randomised，controlled，open-label，phase 3 trial[M].London：Lancet，2017，390：849-860.

[3] Ghazi NG，Abboud EB，Nowilaty SR，et al.Treatment of retinitis pigmentosa due to MERTK mutations by ocular subretinal injection of adeno-associated virus gene vector：results of a phase I trial[J].Hum Genet，2016，135（3）：327-343.

[4]曹凯，金杉杉，金子兵，等.视网膜色素变性治疗循证指南（2021年）[J].眼科，2021，30（04）：249-258.

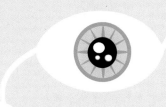

PART 04

第四章
综合征型遗传性
视网膜病变

病例14　Usher综合征

一、病历摘要

（一）基本信息

患者男性，57岁。

主诉：双眼夜间视力下降18年。

现病史：患者于18年前无明显诱因出现双眼夜间视力下降，未予诊治。8年前感觉双眼夜间视力明显下降，伴夜间出行困难，不伴色觉异常及视物变形。

既往史及个人史：双眼白内障超声乳化联合人工晶体植入术。否认糖尿病及高血压，否认吸烟病史。

家族史：否认父母近亲结婚，母亲夜间视力减退，夜间出行无困难，未明确诊治，目前已去世。

（二）专科查体

矫正视力：右0.5，左0.5。

眼压：右13mmHg，左12mmHg。

双眼结膜无充血，角膜清，KP－，前房中深，tyn－，瞳孔圆，直径3.5mm，对光反应存在，人工晶体在位。

眼底检查（病例14图1）：见视盘蜡黄，C/D大致正常，视网膜血管变细，血管弓外广泛色素变动，骨细胞沉着，黄斑区大致正常，中心凹反光未见。

OCT（病例14图2）：见双眼中心凹处结构正常，旁中心凹及其他可及视网膜区域PRE萎缩，IS/OS层萎缩，视网膜变薄，脉络膜内侧可见高反射点。

双眼视野向心性缩小（病例14图3）。

纯音听力测试示双侧高频听力下降（病例14图4）。

（三）辅助检查

全外显子测序提示患者携带*USH2A*纯合突变。

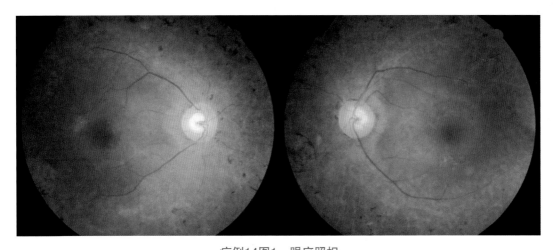

病例14图1　眼底照相

注：视盘蜡黄，视网膜血管变细，血管弓外广泛色素变动，骨细胞沉着，黄斑区大致正常。

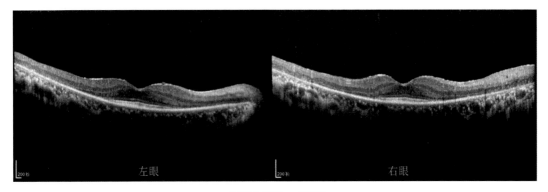

病例14图2　OCT

注：见双眼中心凹处结构正常，旁中心凹及其他可及视网膜区域PRE萎缩，IS/OS层萎缩，视网膜薄变，脉络膜内侧可见高反射点。

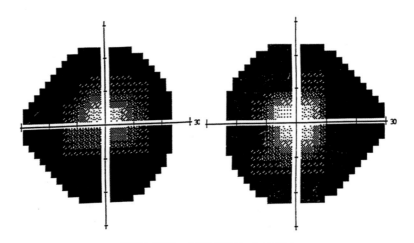

病例14图3　双眼视野向心性缩小

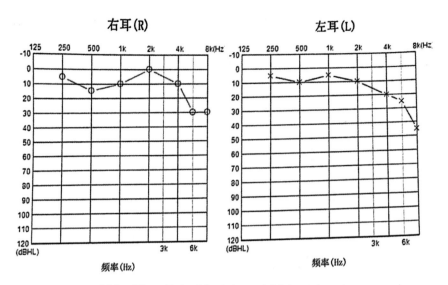

病例14图4　纯音听力测试示双侧高频听力下降

（四）临床诊断

Usher综合征2型。

二、疾病介绍

1. 疾病概述　Usher综合征（Usher Syndrome），又名遗传性耳聋—色素性视网膜炎综合征，以渐进性视网膜色素变性、先天性感音神经性聋为特点，伴或者不伴前庭功能异常。Usher综合征全球发病率为4/100 000～17/100 000，无明显性别差异，表现为常染色体隐性遗传，是最常见的合并先天性耳聋及视力障碍的疾病。Usher综合征主要表现为先天性听力障碍，以进行性夜盲，视野减小，视力下降，最终视力丧失，可伴有眩晕和步态不稳等前庭功能障碍症状，具有遗传及临床异质性。

根据疾病的起病时间、严重程度及发展速度，USH可分为以下几种类型：

USH1：最严重的临床表现，占所有Usher综合征的25%～44%，发生发展最迅速的USH亚型，主要表现为先天性重度-极重度感音神经性听力损失（平均5个月），前庭功能障碍，早发的网膜色素变性，常在青春期前（10岁左右）；首先夜盲，后期累及中心视力（16岁左右），一半患者40岁达到法律上盲标准；此类患儿学会独立行走依赖于视觉发育，开始年龄较正常儿童晚，多超过18个月。

USH2：为最常见的Usher综合征，症状较USH1轻，进展较慢，主要表现为轻度-中度感音神经性听力损失（平均出现在14岁），绝大多数为高频感音障碍，视网膜色素变性出现较晚在10～38岁（平均年龄21岁），USH2患者前庭功能正常，但也有研究者认为USH2A突变可能引起前庭功能潜在损伤。与USH2A突变相关的USH2同时可能出现触觉及震动觉异常。

USH3：其患病率较低前两类低，占所有Usher综合征的2%～4%，在芬兰及德系犹太人中流行。常表现为进行性加重的感音神经性听力损失，多于儿童期出现，少量患者于35岁时开始出现，最终严重的听力障碍；约一半患者存在不同程度的前庭功能障碍，视网膜色素变性于青春期后发生，多20岁后，具体临床表现具有高度可变性。

近年来，有学者在临床工作中发现许多临床症状与USH 1、2、3均不相符的USH病例，这类病例以往被称为非典型USH，部分学者命名为USH4。

Usher综合征的发生与相关基因突变、其编码的蛋白质结构及功能改变密切相关。本节主要介绍与USH2发生明确相关的基因。

*USH2A*是USH2最常见的致病基因，定位于1号染色体长臂，约占临床病例的58%～90%；同时是最常见的导致USH综合征的基因，蛋白质产物名称叫"Usherin"。基因产物存在可变剪切：一个是较短的外泌型剪切体，由22个外显子组成；另一个较长的剪切体，由72个外显子组成，编码产物为跨膜结构蛋白。Usherin蛋白质在视网膜及内耳毛细胞基底膜踝连接复合体表达，与视觉及听觉密切相关；表达于光感受器细胞纤维周围膜复合体，参与细胞内蛋白转运。超过130种突变与USH2相关，在中国人群中，c.2802 T＞G是USH综合征最常见的突变位点，USH2A突变也可表现为非综合征型RP。在西班牙人群中，p.（Cys759Phe）突变在西班牙人群中可引起非综合征型RP及USH2两种表型。

ADGRV1，曾名为GPR98，是USH2C的致病基因，编码蛋白质为VLGR1，是一种钙结合G蛋白偶联受体，5%～19%的USH2与该基因突变有关。VLGR1是目前已鉴定的分子量最大的人蛋白之一，其由6306个氨基酸组成，有7个跨膜结构，表达于光感受器细胞及毛细胞连接复合体；对光感受器细胞及毛细胞胞外Ca^{2+}浓度变化敏感，维持细胞膜外Ca^{2+}浓度平衡，对光感受器细胞的存活及光刺激转导很重要。目前已报道该基因有超过51种突变与USH2C相关，包括移码突变及错义突变。因其在中枢神经系统也表达，其突变可导致家族性热性惊厥。

*WHRN*是USH2D的致病基因，编码的Whirlin支架蛋白表达于视网膜光感受器，内耳毛细胞静纤毛顶部及连接复合体；参与静纤毛的形成、稳定及延长；参与纤毛周围膜复合体的维持，对光感受器细胞内蛋白转运很重要。临床上仅1.0%～9.5%的病例与其有关。突变位置与其临床表型密切相关，可引起单纯感音性耳聋、常染色体隐性遗传性听力损失（DFNB31）或USH综合征。

2. 诊断依据　该患者双眼夜间视力下降18年，视野检查显示双眼视野向心性缩窄，眼底彩照可见双眼血管弓外视网膜色素变动，伴典型的感音神经性耳聋，结合全外显子测序结果可确认为Usher综合征。

3．鉴别诊断

（1）Alstrom综合征（Alström syndrome，ALMS）：是一种罕见的常染色体隐性遗传病，影响多个系统。该综合征表现为锥杆营养不良、进行性双侧感音神经性听力损害、肥胖、心肌病、胰岛素抵抗/2型糖尿病（T2DM）、非酒精性脂肪肝和慢性进行性肾脏病疾病。大部分患者在20岁时视力丧失。70%的患者在头十年出现感音神经性听力损失，到20岁可能发展为重度或中度听力损失。

（2）hallgren综合征：又名视网膜色素变性–耳聋–运动失调综合征或视网膜色素变性–耳聋–共济失调–智力低下综合征。该综合征主要特征为视网膜色素变性，先天性耳聋，前庭–小脑共济失调及智力低下，其中所有病例均伴有视网膜色素变性及耳聋。眼部还可伴水平性眼球震颤、学龄前出现夜盲，早发性白内障，视神经萎缩。该病还可表现精神幼稚、情绪紊乱、进行性痴呆、手足徐动及骨骼异常等。

（3）Bassen-Kornzweig综合征：又名无β脂蛋白血症，常染色体隐性遗传。表现为色素性视网膜炎、共济失调、婴儿期发育受阻、肌肉量减少、肌肉无力、脂肪性腹泻等。

（4）Cockayne综合征：是一种罕见的常染色体隐性遗传病，由DNA修复障碍而导致多系统退行性损害，主要表现为生长迟缓、小头畸形、发育落后、早衰及光敏感。部分患者可出现进行性视力、听力损失及神经系统损害。

4．治疗   产前遗传学咨询和基因检查是有效预防途径；眼科的视力损失目前没有特效的治疗方法，目前的增视仪及视黄醛假体效果有限。已确诊患者根据听力下降情况选择助听器或者人工耳蜗进行干预补偿。关于听力障碍助听器的使用及人工耳蜗植入取得明确疗效；关于前庭功能障碍的治疗，理疗师训练可能有效，前庭假体正在研究中。

三、病例点评

本例病例为中年男性，患者在35岁时发病，主诉夜间视力差，缓慢加重。眼底表现为视盘蜡黄，血管弓外脉络膜萎缩，血管变细，广泛色素变动，骨细胞沉着等视网膜膜色素变性典型表现，OCT中旁中心凹及其他可及视网膜区域PRE萎缩，IS/OS层萎缩，视网膜变薄，脉络膜内侧可见高反射点，双眼视野向心性缩小，同时伴双耳高频听力下降，考虑综合征型视网膜色素变性。且母亲主诉夜间视力差，基因检测进一步明确诊断及分型。

四、延伸阅读

基因治疗已经应用于USH治疗的研究中，处于临床试验或临床试验阶段。因为目前

USH患者中，视力的损伤对生活影响大，且无有效治疗方法，大多数研究聚焦于视网膜及视力的保护。脂质体、CK30-PEG等装载目标基因转导到目标组织拯救视力及听力的丧失；携带BDNF的微粒转导致内耳拯救听力；腺相关病毒（AAV）、改良的AAV及慢病毒已经用于USH2的治疗研究，目前主要涉及MYO7A，USH1G、PCDH15、ALMS1、CDH23等基因，其中MYO7A的重组载体（Ushstat）于Usher 1B患者视网膜下注射的临床试验结果暂未公布。考虑到AAV可携带的基因片段仅4.5K，而USH2A基因的编码序列约15.7KB，改良AAV的携带DNA的能力也是亟待解决的。CRISPR/Cas9、基于CRISPR/Cas9的基于编辑技术、反义寡核苷酸调解基因表达也用于USH的治疗研究，其中USH2A 13号外显子突变引起的USH综合征的治疗已经进入临床试验阶段。细胞替代治疗是光感受器细胞凋亡疾病终末阶段最有可能的治疗方式，USH综合征导致光感受器细胞凋亡，多个阶段光感受器细胞及其前体细胞移植的安全性及有效性部分已进入临床研究阶段。

（病例提供者：金子兵　沈人娟　夏茜茜　首都医科大学附属北京同仁医院）

（点评专家：金子兵　首都医科大学附属北京同仁医院）

参考文献

[1]Castiglione A，Moller C.Usher Syndrome[J].Audiol.Res，2022，12（1），42-65.

[2]Delmaghani S，El-Amraoui A.The genetic and phenotypic landscapes of Usher syndrome：from disease mechanisms to a new classification[J].Human Genet，2022，141（3-4）：709-735.

[3]Eric Nisenbaum，Torin P.Thielhelm，Aida Nourbakhsh，et al.Review of Genotype-Phenotype Correlations in Usher Syndrome[J].Ear and Hearing，2022，43（1）：1-8.

[4]徐晨阳，刘晓雯，郭玉芬.Usher综合征表型及发病机制研究进展[J].中华耳科学杂志，2021，19（5）：850-854.

[5]王肃旸，刘晓雯，郭玉芬.Usher综合征的分子遗传学研究及治疗进展[J].听力学及言语疾病杂志，2021，29（4）：459-463.

[6]Lucy S French，Carla B Mellough，Fred K Chen，et al.A Review of Gene，Drug and Cell-Based Therapies for Usher Syndrome[J].Frontiers in Cellular Neuroscience，2020，14：183.

[7]Lauren Major，Michelle E McClements，Robert E MacLaren.New CRISPR Tools to Correct Pathogenic Mutations in Usher Syndrome[J].Int.J.Mol.Sci，2022，23，11669.

病例15　青少年型神经元蜡样脂褐质沉积症

一、病历摘要

（一）基本信息

患者女性，17岁。

主诉：双眼进行性视力下降9年。

现病史：患者诉9年前无明显诱因出现双眼视力不佳，无眼红眼痛眼胀等不适。起病以来，双眼视力进行性下降，同时伴畏光及夜间视力差。

既往史及个人史：两年来间断发作癫痫，余无特殊。

家族史：父母均体健，非近亲婚配。同胞三人中，弟弟有相同眼部症状，无癫痫及其他神经系统症状，妹妹体健。

（二）专科检查

Vsc OU：HM/眼前。

眼压：右眼12mmHg，左眼13.2mmHg。

双眼失用性外斜，角膜透明，前房深清，虹膜纹理清，瞳孔圆，对光反射灵敏，晶状体透明。

眼底：双眼视盘界清，C/D约0.3，视网膜血管细窄，走行可，视网膜色泽晦暗，黄斑区金箔样反光、色素紊乱，周边网膜斑驳状萎缩变性。

（三）辅助检查

OCT检查（病例15图1）显示双眼外核层变薄、外界膜、椭圆体带及嵌合体带消失，黄斑中心凹结构消失。

基因检测结果显示，患者携带$CLN3$基因复合杂合变异：M1：c.154T＞C；p.（Tyr52His），M2：c.982G＞C；p.（Ala328Pro）。经Sanger测序验证，两个错义突变分别来源于父亲及母亲，符合常染色体隐性遗传致病模式（病例15图2）。gnomAD数据库中显示所检测到的两个位点在所有种族健康人群中的频率均为0，经多个预测软件分析均预测为强致病性。根据ACMG的变异分级指南，两个位点的致病性等级均为可能致病。

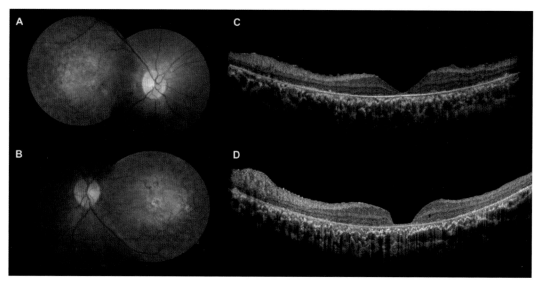

病例15图1 眼底表现

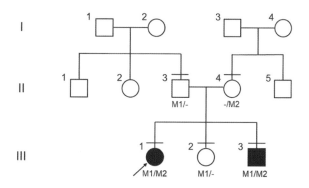

病例15图2 家系图

（四）临床诊断

青少年型神经元蜡样脂褐质沉积症，又称Batten病。

（五）鉴别诊断

Batten病鉴别诊断：本例患者首发症状为视力进行性下降伴夜间视力差，根据其病史以及眼底改变，需要与几种单纯的视网膜变性疾病相鉴别。

1. 原发性视网膜色素变性（RP） 典型的三联征表现为视盘蜡黄，视网膜血管缩窄，骨细胞样色素沉着[7]。Batten病患者眼底亦呈现出色素变性的表现，表现为色素紊乱但不呈骨细胞状，且黄斑区有萎缩性改变且呈现金箔样反光。最为重要的是Batten病合并癫痫等神经系统症状，本例结合基因检测结果CLN3基因突变，支持Batten病诊断。

2. Stargardt病1型 典型眼底表现为双眼对称的黄斑区"牛眼样"外观萎缩性改变，伴有眼底黄色斑点，OCT可见中心凹处视网膜外层结构的消失[8]，与Batten病黄斑区病变以及外观相似，但该病不伴神经系统症状，其分子遗传学病因较为明确，主要由 *ABCA4*基因突变导致[8, 9]。

二、疾病介绍

Batten病是青少年型的神经元蜡样脂褐质沉积症（neuronal ceroid-lipofuscinosis，NCLs）。NCLs是一组遗传性的神经系统退行性疾病，呈常染色体隐性遗传，主要病因是溶酶体的代谢障碍，因大量脂褐质异常沉积于神经元而引起神经系统的退行性改变。NCLs的全球发病率约1/100 000，国内报道很少，尚无明确的流行病学数据。根据基因型以及发病年龄不同，NCLs的临床分型分为先天型NCL（congenital NCL，CNCL）、婴儿型NCL（infantile NCL，INCL）、晚婴型NCL（late infantile NCL，LNCL）、晚婴变异型（variant late infantile NCL，vLNCL）、青少年型NCL（Juvenile NCL，JNCL）以及成人型NCL（adult NCL，ANCL）6种类型[1-3]。JNCL即Batten病，多于4～7岁发病，患者常以进行性视力下降为首发症状而至眼科就诊，发病后视功能急剧下降，并在数年内出现癫痫以及行动、认知障碍等神经系统症状。患者多在30岁前死亡[4]，目前尚无有效的治疗方法。

有研究证实，Batten病由*CLN3*基因突变引起。*CLN3*基因定位于16p12.1，共16个外显子，编码的蛋白Battenin是一种溶酶体跨膜蛋白，在维持溶酶体正常生理功能的过程中起到极为重要的作用[5]。*CLN3*基因突变引起Battenin蛋白功能缺陷或无法合成，导致细胞中脂褐质异常堆积，从而导致光感受器细胞以及中枢神经系统神经元的变性[6]。迄今已有超过80个突变被报道与JNCL有关，其中以1个跨越7～8号外显子、约1kb的大片段缺失较为常见[3, 5]。

本病预后极差，目前各型NCL均无确切有效的治疗方法，临床上主要针对神经系统症状进行对症治疗。

1. 并发症的预防和治疗　本病涉及中枢神经系统变性，预后极差，应向患者及家属强调预后，并建议尽快至神经内科就诊，完善检查，进行预防以及对症治疗。

2. 遗传咨询与产前检查　Batten病是一种常染色体隐性遗传的疾病，患者的后代是致病基因突变的杂合携带者，基本不会发生由该基因突变导致的疾病。如果患者配偶携带该基因的杂合突变或者子代发生该基因的另一自发突变（发生率较低），亦有可能在子代患病。建议患者的父母以及患者本人在后续的生育计划中应安排产前基因检测。

三、病例点评

Batten病属于一种综合征型的遗传性视网膜变性疾病，本病预后极差，多在生命的第三个十年内死亡。由于此类疾病早期仅有眼部症状，仅凭借眼部表型很难精确诊断分型，故早期结合基因检测进行精确诊断分型，对于患者预后判断、家庭的生育指导非常重要，也可为未来的基因治疗提供依据。

四、延伸阅读

国外已有多个研究团队进行NCLs治疗的临床试验并有了初步的成果，如Augustine等人的研究发现，应用霉酚酸酯（cellcept）进行免疫抑制治疗，Batten病小鼠模型表现出神经炎症的减少以及运动功能的改善，并且在短期的人体临床试验中得到了证实[10, 11]。

（病例提供者：金子兵　沈人娟　首都医科大学附属北京同仁医院）

（点评专家：金子兵　首都医科大学附属北京同仁医院）

参考文献

[1]Mole SE.The genetic spectrum of human neuronal ceroid-lipofuscinoses[J].Brain Pathol，2004，14（1）：70-76．DOI：10.1111/j.1750-3639.2004. tb00500. x.

[2]Jalanko A，Braulke T.Neuronal ceroid lipofuscinoses[J].Biochim Biophys Acta，2009，1793（4）：697-709．

[3]Kousi M，Lehesjoki AE，Mole SE.Update of the mutation spectrum and clinical correlations of over 360 mutations in eight genes that underlie the neuronal ceroid lipofuscinoses[J].Hum Mutat，2012，33（1）：42-63．DOI：10.1002/humu.21624．

[4]Collins J，Holder GE，Herbert H，et al.Batten disease：features to facilitate early diagnosis[J].Br J Ophthalmol，2006，90（9）：1119-1124．DOI：10.1136/bjo.2006.091637．

[5]The International Batten Disease Consortium.Isolation of a novel gene underlying Batten disease，CLN3[J].Cell，1995，2（6）：949-957．DOI：10.1016/0092-8674（95）90274-0．

[6]Luiro K，Kopra O，Lehtovirta M，et al.CLN3 protein is targeted to neuronal synapses but excluded from synaptic vesicles：new clues to Batten disease[J].Hum Mol Genet，2001，10（19）：2123-2131．DOI：10.1093/hmg/10.19.2123．

[7]Verbakel SK，van Huet RAC，Boon CJF，et al.Non-syndromic retinitis pigmentosa[J].Progress in retinal and eye research，2018，66：157-186．

[8]Fujinami K，Zernant J，Chana RK，et al.Clinical and molecular characteristics of childhood-onset Stargardt disease[J].Ophthalmology，2015，122（2）：326-334．

[9]Klevering BJ，Deutman AF，Maugeri A，et al.The spectrum of retinal phenotypes caused by mutations in the ABCA4 gene[J].Graefes Arch Clin Exp Ophthalmol，2005，243（2）：90-100.

[10]Augustine EF，Adams HR，Mink JW.Clinical trials in rare disease：challenges and opportunities [J].J Child Neurol，2013，28（9）：1142-1150.

[11]Drack AV，Mullins RF，Pfeifer WL，et al.Immunosuppressive Treatment for Retinal Degeneration in Juvenile Neuronal Ceroid Lipofuscinosis（Juvenile Batten Disease）[J].Ophthalmic Genet 2015，36（4）：359-364.

病例16　马凡综合征

一、病历摘要

（一）基本信息

患儿男性，4岁。

主诉：因体检发现双眼晶体半脱位前来就诊。

现病史：患儿足月顺产，身材高瘦，手指细长，身高125cm。心脏形态结构正常。

家族史：无家族史，父母非近亲。

（二）专科检查

双眼角膜清、前房中深，双眼虹膜震颤，右眼晶体向颞下方脱位，左眼晶体向颞侧脱位（病例16图1）。双眼底视盘界清色红，C/D约为0.4，视网膜血管形态可，黄斑中心反光可见（病例16图2）。

（三）辅助检查

视力：OD：0.2，OS：0.3。

验光：OD：-15.0ds+9.0dc*180 0.4-；OS：-11.0ds+9.0dc*180 0.4-。眼轴：OD：23.73mm，OS：23.62mm。

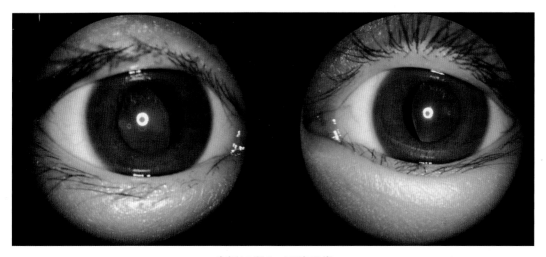

病例16图1　双外眼像

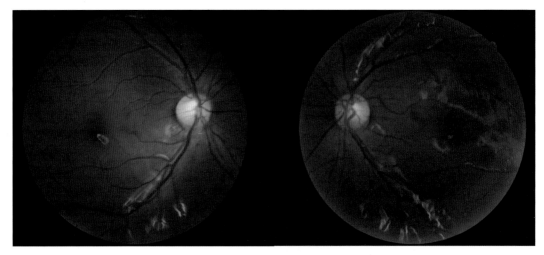

病例16图2　双眼底像

（四）临床诊断

双晶体半脱位，马凡综合征可能性大。基因检测：*FBN1*：c.7872C＞G p.（Asn2624Lys）de novo。

随访：患儿6岁时身高136cm，体重23kg，下部量76cm，臂展133cm，手指脚趾细长，扁平足，脊柱侧弯。心脏超声提示：主动脉窦部及窦管交界处稍宽（Z＞2.1）。双眼晶体脱位如前所述，眼底未见明显异常改变，C/D约0.4。

验光：OD：-10.0ds+6.0dc*10 0.3；OS：-9.5ds+7.0dc*180 0.4。

二、疾病介绍

马凡综合征（MFS）是一种罕见的常染色体显性遗传且与年龄相关的结缔组织疾病，人群患病率为2/10 000 ~ 6/10 000，无性别及地区差异[1, 2]。本疾病主要表现在骨骼、眼部和心血管系统，主要表现形式为主动脉根部动脉瘤、急性主动脉夹层、不成比例的长骨过度生长和晶状体异位。在所有的MFS临床特征中，主动脉瘤或夹层是导致MFS患者死亡的主要原因[3]。MFS具有高度的临床异质性，不同家系甚至在同一家系内的不同患者之间，都存在较大差异。20世纪90年代初，编码细胞外基质中原纤维蛋白-1（Fibrillin-1）的*FBN1*基因突变被确认为MFS的致病原因[4]。*FBN1*基因位于15q21.1，含有65个编码外显子，编码一种350kDa的富含半胱氨酸的糖蛋白（Fibrillin-1），是微原纤维的主要结构成分[5, 6]。微原纤维广泛分布在弹性和非弹性组织，包括皮肤、主动脉、骨膜、软骨和睫状带[7, 8]。Fibrillin-1蛋白包含许多个富含半胱氨酸的重复结构域，占比最高的是与人类表皮生长因子同源的结构域（EGF-like），在整个序列中包含47个，其中43个为钙结合表皮生长因子样结构域（cbEGF-like）。另一种富含半胱氨酸的重复结构域为7个与潜在转化生长因子β结合蛋白（TGFBP）具有同源性的结构域。半胱氨酸间形成牢固的二硫键为结构域的稳定提供了刚性保证，从而保证了微原纤维的弹性。*FBN1*突变可发生于整个基因上的任何区域，无明显的突变热点。突变类型包括移码突变、无义突变、错义突变、缺失插入等。错义突变是最常见的致病突变类型，通常通过以下机制破坏蛋白质中重复的EGF样结构域：替换或插入半胱氨酸、改变参与钙结合的残基或改变甘氨酸导致EGF结构域不被识别。其他突变类型如小缺失、插入或无义突变可导致过早产生终止密码子而引发单倍体剂量不足。

含有Fibrillin-1的微原纤维广泛存在在人眼结构中，但主要存在于睫状小带中。睫状小带自睫状体连接到晶状体的赤道部，不仅使晶状体保持在眼球内居中的位置，并将睫状肌的收缩力传递到晶状体以完成晶状体的调节功能[9]。当编码Fibrillin-1的*FBN1*基因发生突变时，由异常的纤维蛋白组装产生的微原纤维不能维持正常的强度，从而导致睫状小带过度的伸展或断裂引发晶状体的异位。当异位的晶状体大部分仍位于髌状窝内则称之为晶状体半脱位，如晶状体完全脱落并移位至前房内，则被称为晶状体前脱位。与晶状体异位伴随的异常表现包括球形晶状体、晶状体边缘不规则等亦可同时出现。Fibrillin-1也存在于虹膜、Schlemm管壁、整个巩膜和角膜周边上皮下区以及角膜基质中，但在玻璃体中不存在。因此也可在MFS患者眼部观察到角膜直径扩大、虹膜发育不良等。

MFS的主要表现之一是胸主动脉并发症[10]。在大多数MFS患者中，早期可出现无症状的主动脉根部扩张，随着时间的推移主动脉根部逐渐增大并形成动脉瘤，最终可以导致急性升主动脉夹层（根据Stanford分类称为A型夹层）。主动脉夹层是MFS的一种危及生命的并发症，可能导致预期寿命减少[11]。

除了异位晶状体及胸主动脉疾病外，骨骼系统异常是MFS综合征患者中最常见的表现之一，包括较高的身高、细长的手指、不成比例的长骨增长、过度活动的关节、脊柱侧弯、胸骨发育异常（鸡胸、漏斗胸）等。近些年来，一些其他与MFS相关的特征也被发现，包括髋臼突出、气胸、皮纹等[12]。

相较于心血管系统及眼部系统，骨骼系统的异常更易于观察及辨识，因此具有明显骨骼特征的MFS患更易被临床诊断。但由于种族间的特征差异，亚裔MFS患者缺乏实质性骨骼表现，而其眼部和主动脉并发症的程度与欧洲裔MFS患者相同[13]。目前最新的MFS诊断标准是2010年修订版的Ghent II病理学[14]，修订后的标准增加了心血管系统及晶状体异位在诊断中的比重，强调了*FBN1*致病性变异对于诊断的重要性，并通过对全身表现的评估明确了MFS的诊断细化标准[15]（病例16表1）。

2010年Ghent II MFS诊断标准：

无家族史时当满足以下任意一条即可诊断MFS：

1．主动脉根部扩张或主动脉根部夹层（Z≥2）合并晶状体异位。

2．主动脉根部扩张或主动脉根部夹层（Z≥2）合并*FBN1*致病性变异。

3．主动脉根部扩张或主动脉根部夹层（Z≥2）合并全身评分≥7。

4．晶状体异位合并已知的导致主动脉根部扩张或主动脉根部夹层的*FBN1*致病性变异。

有家族史时满足以下任意一条即可诊断MFS：

5．晶状体异位合并MFS（符合上述诊断标准）家族史。

6．全身评分≥7合并MFS（符合上述诊断标准）家族史。

7．主动脉根部扩张或主动脉根部夹层（年龄＞20岁时Z≥2或年龄＜20岁时Z≥3）合并MFS（符合上述诊断标准）家族史。

病例16表1　MFS全身系统评分表

临床体征	分值
腕征和（或）指征	3（1）
鸡胸（漏斗胸或胸部不对称）	2（1）
足后部畸形（扁平足）	2（1）
自发性气胸	2
硬脊膜扩张	2
髋臼前突	2
上部量／下部量＜0.85且臂展／身高＞1.05	1
脊柱侧弯／胸腰椎后凸	1
肘关节外展受限	1
面部特征：（3/5）	1
长形头颅、眼球内陷、睑裂下斜、颧骨发育不良、颌后缩	1
皮纹	1
近视≥3D	1
二尖瓣脱垂（所有类型）	1

注：主动脉Z值＝主动脉根部内径实测值与平均值的差值（单位：mm）再除以标准差。

三、病例点评

本病例中患儿4岁时发现双眼晶体半脱位，双眼高度近视伴高度散光，结合骨骼特征（如高于同龄儿童的身高及细长手指），临床诊断MFS的可能性大。采用患儿静脉血提取DNA进行二代测序。检测结果在*FBN1*基因序列第63外显子内检出杂合携带c.7872C＞G，该错义突变导致编码第2624位的氨基酸由天冬酰胺改为赖氨酸，已见于Loeys[16]等人报道。该突变位于第42个钙结合表皮生长因子样结构域（cb-EGF like domin），突变的氨基酸影响了正常的钙离子结合导致合成产生功能异常的Fibrillin-1。经过共分离验证，患儿为自发突变（de novo），其父母均不携带此变异位点，符合其无家族遗传史的特点。MFS是一种常染色体显性遗传性疾病，但有报道显示超过25%的*FBN1*致病性变异为自发突变[17]，且往往这类"散发"病例具有更严重的表型，因此即使患者家系中没有明确家族遗传史，但仍不可忽视其患MFS的可能，有必要通过基因检测技术进一步明确。MFS患者的眼部表现因突变和由此导致的疾病严重程度而异。典型MFS患者通常在10岁之前就会出现晶状体性和（或）轴性近视，如果出现单眼或双眼的晶状体异位，则应考虑MFS的可能，并根据Ghent Ⅱ标准进行诊断[14]。即使在没有晶状体异位的情况下，角膜直径增大、角膜散光、瞳孔缩小（瞳孔过度收缩）和虹膜发育不全均提示MFS的可能。在MFS患者中角膜散光和晶状体散光是比较常见的，程度也较严重[18]，尤其对于儿童期患者，需及早进行屈光矫正以避免发展为弱视及斜视。如果晶状体异位程度较重或视力得不到矫正，需经专科医生评估晶状体手术的风险及时机。超过10%的MFS患者会发生视网膜脱离[19]，这可能是由于巩膜中Fibrillin-1水平降低而导致的眼轴增长所致。青光眼是另一个严重的眼部并发症，约30%的MFS患者会发生青光眼[20]。因此疑似MFS或已诊断MFS的患者应每年进行一次眼部检查，如已出现并发症，检查频次应更高。由于MFS具有一定的年龄依赖性，导致在疾病的早期仅凭临床体征极易造成漏诊或错诊。修订后的Ghent Ⅱ病理学[14]也指出如果在散发性或家族性病例中检出*FBN1*突变，但主动脉根部测量Z值仍<3，建议使用"潜在MFS"这一术语进行定义，直到主动脉达到阈值。本例患儿在2年后的复诊中，表现出骨骼系统更多的异常特征，包括扁平足、脊柱侧弯、上部量/下部量<0.85等。通过超声心动检查亦发现主动脉窦部及窦管交界处稍宽。提示临床医生对疑似MFS患儿保持谨慎的态度，不可因当前体征不足而轻易排除MFS的可能。

四、延伸阅读

近些年，一些在骨骼、心血管或眼部有类似MFS表型特征但不符合诊断标准的病例见诸报道，其中有些患者携带*FBN1*基因突变，有些携带其他基因的致病性变异，但可能由于相似的致病机制所导致。以下简要介绍一些具有MFS样表现的疾病辅助鉴别诊断。

1. MASS表型（OMIM：#604308） 是一种由*FBN1*基因突变导致的常染色体显性遗传结缔组织病，主要特征是二尖瓣脱垂、近视、非进行性主动脉增大以及与MFS重叠的非特异性皮肤和骨骼特征，而晶状体异位的发生率较低。

2. 马凡脂肪营养不良综合征（OMIM：#616914） 是一种由*FBN1*基因突变所致的罕见疾病，主要临床特征包括早产、出生后脂肪营养不良、早衰面容、肌肉萎缩、皮下脂肪减少、关节过度伸展、蛛状指、高度近视等。

3. 孤立性晶状体异位（OMIM：#129600）　是由*FBN1*基因突变引起的常染色体显性遗传性疾病，除晶状体异位外通常表现出轻微的MFS样骨骼特征。考虑到MFS的年龄依赖性，修订后的GhentⅡ病理学特别强调了"不应在患者20岁之前使用'晶状体异位综合征'的诊断"。

4. Weill-Marchesani综合征（WMS）　是一种罕见的结缔组织疾病，其特征是身材矮小、短指、晶体半脱位、微球形晶状体、高度近视、青光眼等[21]。WMS分为常染色体显性遗传方式和常染色体隐性遗传方式两种，常显遗传方式的主要致病基因是*FBN1*基因，常隐遗传方式的致病基因包括*ADAMTS10*、*ADAMTS17*和*LTBP2*。ADAMTS蛋白对微原纤维的结构及稳定性起到重要的作用；潜在的转化生长因子β结合蛋白2（LTBP2）是细胞外基质的一种成分，与含有纤维蛋白-1的微纤维相互作用[22]。

5. Loeys-Dietz综合征（LDS）　是一种常染色体显性遗传疾病，致病基因包括*SMAD2*、*SMAD3*、*TGFB2*、*TGFB3*、*TGFBR1*或*TGFBR2*临床表现与MFS的许多特征重叠（主动脉根部动脉瘤或夹层、关节过度伸展、二尖瓣脱垂和MFS骨骼特征），及本疾病独特的特征（其他动脉的动脉瘤或夹层、眼距增宽、悬雍垂裂、颅缝早闭、蓝巩膜、皮肤透见静脉等）。

（病例提供者：李　杨　闫玮玉　首都医科大学附属北京同仁医院）

（点评专家：李　杨　首都医科大学附属北京同仁医院）

参考文献

[1]Groth KA，et al.Prevalence，incidence，and age at diagnosis in Marfan Syndrome[J].Orphanet J Rare Dis，2015.10：153.

[2]Clouse WD，et al.Improved prognosis of thoracic aortic aneurysms：a population-based study[J].JAMA，1998，280（22）：1926-1929.

[3]Takeda N，et al.TGF-beta Signaling-Related Genes and Thoracic Aortic Aneurysms and Dissections[J].Int J Mol Sci，2018，19（7）：2131.

[4]Dietz HC，et al.Marfan syndrome caused by a recurrent de novo missense mutation in the fibrillin gene[J].Nature，1991，352（6333）：p.337-339.

[5]Sakai LY，Keene DR，Engvall E.Fibrillin，a new 350-kD glycoprotein，is a component of extracellular microfibrils[J].J Cell Biol，1986，103（6 Pt 1）：2499-509.

[6]Sakai LY，et al.Purification and partial characterization of fibrillin，a cysteine-rich structural component of connective tissue microfibrils[J].J Biol Chem，1991，266（22）：14763-14770.

[7]Robinson PN，Godfrey M.The molecular genetics of Marfan syndrome and related microfibrillopathies[J].J Med Genet，2000，37（1）：9-25.

[8]Schrijver I，et al.Cysteine substitutions in epidermal growth factor-like domains of fibrillin-1：distinct effects on biochemical and clinical phenotypes[J].Am J Hum Genet，1999，65（4）：1007-1020.

[9]Beene LC，et al.Nonselective assembly of fibrillin 1 and fibrillin 2 in the rodent ocular zonule and in cultured cells：implications for Marfan syndrome[J].Invest Ophthalmol Vis Sci，2013，54（13）：8337-8344.

[10]Mc KV.The cardiovascular aspects of Marfan's syndrome：a heritable disorder of connective tissue[J].Circulation，1955，11（3）：321-342.

[11]Murdoch JL，et al.Life expectancy and causes of death in the Marfan syndrome[J].N Engl J Med，1972，286（15）：804-808.

[12]Pyeritz RE，Marfan syndrome：improved clinical history results in expanded natural history[J].Genet Med，2019，21（8）：1683-1690.

[13]Akutsu K，et al.Characteristics in phenotypic manifestations of genetically proved Marfan syndrome in a Japanese population[J].Am J Cardiol，2009，103（8）：1146-1148.

[14]Loeys BL，et al.The revised Ghent nosology for the Marfan syndrome[J].J Med Genet，2010，47（7）：476-485.

[15]Faivre L，et al.The new Ghent criteria for Marfan syndrome：what do they change？[J].Clin Genet，2012，81（5）：433-442.

[16]Loeys B，et al.Genotype and phenotype analysis of 171 patients referred for molecular study of the fibrillin-1 gene FBN1 because of suspected Marfan syndrome[J].Arch Intern Med，2001，161（20）：2447-2454.

[17]Chiu HH，et al.Epidemiological profile of Marfan syndrome in a general population：a national database study[J].Mayo Clin Proc，2014，89（1）：34-42.

[18]Kinori M，et al.Biometry Characteristics in Adults and Children With Marfan Syndrome：From the Marfan Eye Consortium of Chicago[J].Am J Ophthalmol，2017，177：144-149.

[19]Sharma T，et al.Retinal detachment in Marfan syndrome：clinical characteristics and surgical outcome[J].Retina，2002，22（4）：423-428.

[20]Maumenee IH.The eye in the Marfan syndrome.Trans Am Ophthalmol Soc，1981，79：684-733.

[21]Dagoneau N，et al.ADAMTS10 mutations in autosomal recessive Weill-Marchesani syndrome[J].Am J Hum Genet，2004，75（5）：801-806.

[22]Hubmacher D，Apte SS.ADAMTS proteins as modulators of microfibril formation and function[J].Matrix Biol，2015，47：34-43.

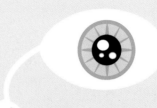

PART 05

第五章

遗传性黄斑病变

病例17 Stargardt病

一、病史摘要

（一）基本信息

患者男性，13岁。

主诉：双眼渐进性视力下降3年。

现病史：3年前无明显诱因患者双眼视物模糊，无视物变形、变色，无畏光，无夜间视力下降。于外院就诊，OCT提示"双眼黄斑区外层视网膜反射模糊"。外院行基因检查后确诊Stargardt病。

既往史：患儿既往体健，否认慢性病史，否认父母近亲婚配史，否认家族史。

（二）专科检查

双眼BCVA：0.2。

眼压：OD 22mmHg，OS 21mmHg。双眼前节未见明显异常。

眼底检查：见双眼视盘形态如常，颞侧及上下方RNFL薄，黄斑区呈青灰色金箔样反光，色素紊乱，视盘鼻侧及上下血管弓外散黄色斑点。

（三）辅助检查

1. 眼底自发荧光（病例17图1）　示双眼黄斑区类圆形低自发荧光区域，其内点片状更低自发荧光，黄斑区低自发荧光区域周围环绕高荧光，上下血管弓外及视盘鼻侧可见散在点状高低自发荧光。

2. OCT（病例17图2）　示双眼黄斑中心凹处外核层变薄，外界膜、椭圆体带、嵌合体带消失，RPE层上方见高反射物质堆积。

（四）临床诊断

双眼Stargardt病。

二、疾病介绍

*ABCA4*基因突变导致的Stargardt病1型（STGD1，OMIM# 248200）是青年人中常见的遗传性黄斑营养不良[1]。该疾病为常染色体隐性遗传。*ABCA4*基因编码的三磷酸腺苷结合盒转运蛋白ABCA4参与清除光感受器细胞外节中的全反式视黄醛。当*ABCA4*基因突变导致ABCA4蛋白功能异常时，具有光感受器细胞毒性的脂褐质在RPE细胞中蓄积，出现

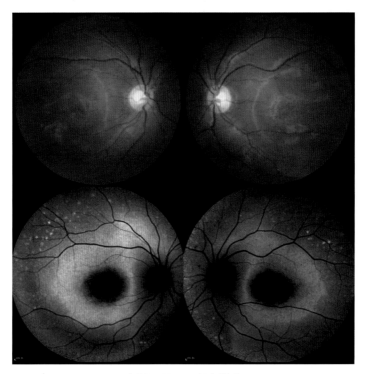

病例17图1　眼底检查

注：见双眼视盘形态如常，颞侧及上下方RNFL薄，黄斑区呈青灰色金箔样反光，色素紊乱，视盘鼻侧及上下血管弓外散黄色斑点。眼底自发荧光示双眼黄斑区类圆形低自发荧光区域，其内点片状更低自发荧光，黄斑区低自发荧光区域周围环绕高荧光，上下血管弓外及视盘鼻侧可见散在点状高低自发荧光。

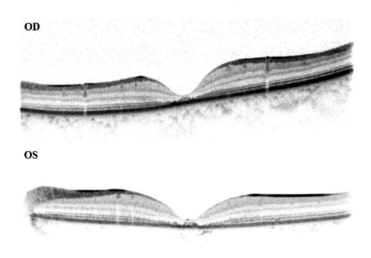

病例17图2　OCT

注：示双眼黄斑中心凹处外核层变薄，外界膜、椭圆体带、嵌合体带消失，RPE层上方见高反射物质堆积。

RPE细胞凋亡[2]，随后继发光感受器细胞变性[3]。STGD1通常于儿童及青少年时期起病[4]，发病率为1/10 000～1/8000[5]。典型的眼底改变是双眼对称性黄斑区牛眼样外观的萎缩性改变，伴有眼底黄色斑点[6]。患者的视力损伤程度与发病早晚相关，发病年龄越小，视力预后越差[7]。大部分患者中年后视力降至0.05～0.16[8]。

按照Fishman对STGD1分级，根据眼底改变可以分为以下四期[9]：

1期：局灶性黄斑病变，可以仅有斑驳样色素变动、金箔样反光或蜗牛迹样改变，也可以出现RPE及脉络膜毛细血管萎缩。黄色斑点出现于黄斑中心凹附近1PD范围内。此时EOG及ERG正常。

2期：后极部广泛分布的、大小不一的、不同形状的黄色斑点，可累及至上下血管弓及视盘鼻侧。此时ERG中视锥细胞/视杆细胞反应可以出现异常。

3期：黄斑区内广泛分布的消退的黄色斑点及脉络膜毛细血管萎缩。ERG中视锥细胞/视杆细胞反应明显降低。

4期：广泛分布的消退的黄色斑点及RPE与脉络膜血管萎缩。ERG中视锥细胞/视杆细胞反应显著降低。

近期关于STGD1的治疗药物Tinlarebant正在进行Ⅲ期临床实验（ClinicTrial.gov，NCT05244304），其疗效值得期待。虽然目前没有明确的治疗方法，早期诊断对于延缓视力损害至关重要，临床医生需要指导患者采取相应预防措施，如减少阳光照射、避免过量维生素A摄入等。

三、病例点评

本病例为儿童时期出现的渐进性视力下降，眼底表现及影像学改变符合STGD1的典型特征。多模式影像检查在STGD1诊断中发挥了重要作用。STGD1随着病情进展，病变范围扩大，后极部视网膜可以出现不同程度的视网膜脉络膜萎缩。此时不易与其他遗传性视网膜病变区分，因此，基因检查在明确诊断方面具有重要意义。虽然目前明确诊断不能予以治疗，但是可对患者进行生活及饮食指导，比如减少额外的维生素A摄入，减少紫外线暴露以及佩戴低视力辅助器。期以延缓视力下降进展，改善患者生活质量。

四、延伸阅读

STGD1典型的眼底表现为牛眼样外观及黄色斑点，当出现这些表现时诊断较为容易。临床医生需要注意STGD1的早期眼底改变[10]。早期病变患者年龄较小，可以出现视力下降或视力正常，眼底检查可无明显改变、可见黄斑中心凹反光消失或黄斑区可见黄色斑点。自发荧光的改变较眼底表现明显，可见黄斑中心凹不同程度的荧光降低，但是不会出现RPE凋亡所致的边界清晰的低荧光。中心凹周围区可见稍高自发荧光。此时黄斑中心凹还可以出现细小点状高荧光。早期STGD1的OCT改变最为特征的是外界膜增厚，表现为外界膜高反射条带增宽，于黄斑中心凹处最厚，向鼻侧颞侧逐渐变薄。此外，OCT可见椭圆体带反射减弱，提示光感受器细胞已受病变影响。随着疾病进展，OCT可见椭圆体带断裂、内层视网膜塌陷、视网膜变薄等萎缩表现。

（病例提供者：金子兵　首都医科大学附属北京同仁医院）

（点评专家：金子兵　马　雅　首都医科大学附属北京同仁医院）

参考文献

[1]Michaelides M，Hunt DM，Moore AT.The genetics of inherited macular dystrophies[J].J Med Genet，2003，40（9）：641-650.

[2]Maeda A，Golczak M，Maeda T，et al.Limited roles of Rdh8，Rdh12，and Abca4 in all-trans-retinal clearance in mouse retina[J].Invest Ophthalmol Vis Sci，2009，50（11）：5435-5443.

[3]Tsybovsky Y，Molday RS，Palczewski K.The ATP-binding cassette transporter ABCA4：structural and functional properties and role in retinal disease[J].Adv Exp Med Biol，2010，703：105-125.

[4]Strauss RW，Ho A，Munoz B，et al.The Natural History of the Progression of Atrophy Secondary to Stargardt Disease（ProgStar）Studies：Design and Baseline Characteristics：ProgStar Report No.1[J]. Ophthalmology，2016，123（4）：817-828.

[5]Tsang SH，Sharma T.Stargardt Disease[J].Adv Exp Med Biol，2018，1085：139-151.

[6]Klevering BJ，Deutman AF，Maugeri A，et al.The spectrum of retinal phenotypes caused by mutations in the ABCA4 gene[J].Graefes Arch Clin Exp Ophthalmol，2005，243（2）：90-100.

[7]Fujinami K，Zernant J，Chana RK，et al.Clinical and molecular characteristics of childhood-onset Stargardt disease[J].Ophthalmology，2015，122（2）：326-334.

[8]Collision FT，Fishman GA.Visual Acuity in Patients with Stargardt Disease after Age 40[J].Retina，2018，38（12）：2387-2394.

[9]Fishman GA.Fundus flavimaculatus.A clinical classification[J].Arch Ophthalmol，1976，94（12）：2061-2067.

[10]Khan KN，Kasilian M，Mahroo OAR，et al.Early Patterns of Macular Degeneration in ABCA4-Associated Retinopathy[J].Ophthalmology，2018，125（5）：735-746.

病例18　卵黄样黄斑营养不良

一、病历摘要

（一）基本信息

女性患儿，4岁。

主诉：左眼斜视、视力下降2年。

现病史：家长发现患儿左眼斜视、视力差2年，行弱视训练，否认夜盲、畏光。

既往史：甲状腺功能不全4年。

家族史：否认家族史及父母近亲婚配史。

（二）专科检查

视力检查不配合，双眼眼压正常。双眼前节未见明显异常，眼底黄斑区可见大小约2/3个视盘直径（papillary diameter，PD）的圆形卵黄样病灶。

（三）辅助检查

相干光断层扫描成像（optical coherence tomography，OCT）显示黄斑中心凹处神经视网膜下高反射物质沉积。因患者年幼，未能配合眼底自发荧光（fundus autofluorescence，FAF）及眼电图（electrooculogram，EOG）检查（病例18图1）。患者父母行眼底像及OCT，均未见明显异常（病例18图2）。

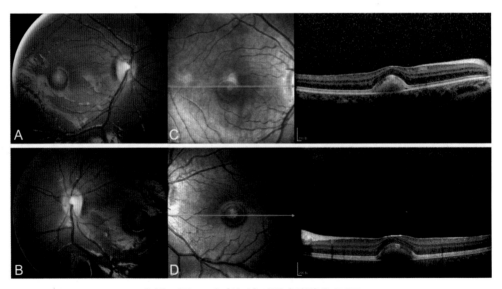

病例18图1　患者初诊时眼底彩像和OCT

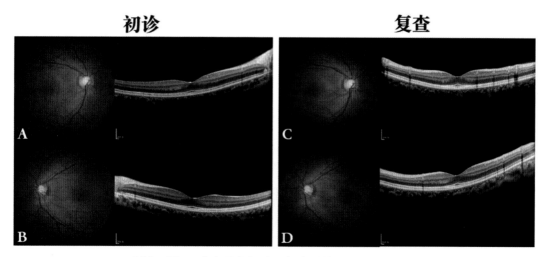

病例18图2　患者母亲初诊及复诊时的眼底彩像和OCT

　　基因检测结果显示患儿携带*BEST1*基因第4外显子杂合错义变异：c.287A＞G，p.（Gln96Arg），HGMD数据库已报道，ACMG分级为致病性变异，该变异来源于母亲（病例18图3）。

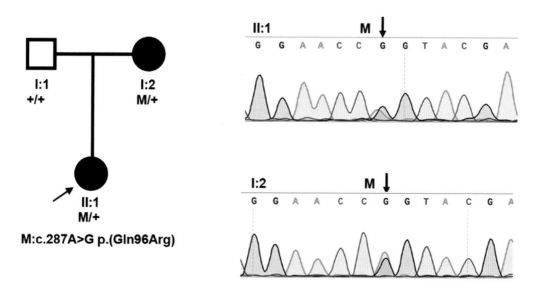

病例18图3　家系图及基因检测结果

　　4年后患者复查，右眼矫正视力0.3，左眼矫正视力0.02。双眼眼压及前节正常。右眼黄斑区病灶较前扩大，约为1个PD；对应FAF中的高自发荧光病灶；OCT仍显示为神经视网膜下的均质高反射隆起。左眼黄斑区卵黄样病灶消失，中心凹色暗红，其周围见少量散在黄白色片状沉积；FAF显示病灶处相应的不规则稍高荧光；OCT可见神经上皮层浅脱离，光感受器细胞外节延长，中心凹下方B扫描显示部分RPE隆起，呈"双层征"，下方中等强度反射，在相干光断层扫描血管成像（optical coherence tomography angiography，OCTA）中可见其上血流信号（病例18图4）。

患者母亲42岁，复查，双眼视力1.0，前节未见异常，彩色眼底像正常。OCT显示双眼嵌合体带增厚，FAF未见明显异常（病例18图2）。

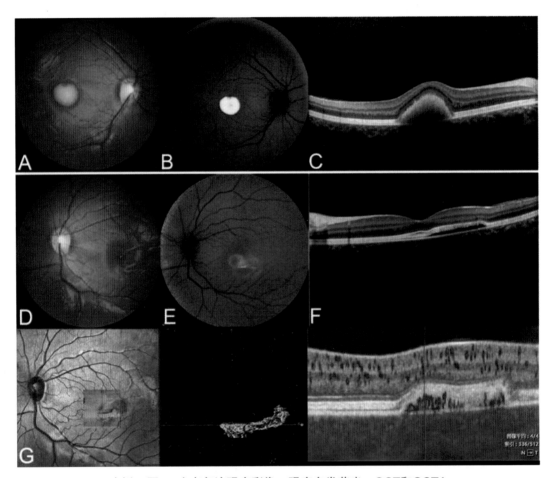

病例18图4　患者复诊眼底彩像、眼底自发荧光、OCT和OCTA

（四）临床诊断

患者：①双眼卵黄样黄斑营养不良（右眼卵黄期，左眼卵黄破碎期）；②左眼脉络膜新生血管。

患者母亲：双眼卵黄样黄斑营养不良（卵黄前期）。

二、疾病介绍

卵黄样黄斑营养不良（Best vitelliform macular dystrophy，BVMD），也称作Best病，

由Frederich Best医生于1905年首次报道[1]，在白种人中的发病率约为1.5/100 000～2/16 500，尚无亚洲人的发病率报道[2, 3]。患者多于学龄前或青少年时期发病，平均发病年龄为6岁，以3～15岁多见。常因单眼或双眼视力逐渐下降和（或）视物变形就诊，多数视力较好，下降速度缓慢。

BVMD是一种常染色体显性遗传病，由BEST1基因杂合变异导致。BEST1基因主要表达于视网膜色素上皮（retinal pigment epithelium，RPE）细胞的基底膜和细胞质中，在脑、脊髓、肾脏、睾丸中也少量表达[4]，作为氯离子通道和细胞内Ca^{2+}信号的调节因子发挥作用，但具体的生理功能尚不明确[5, 6]。BEST1基因变异会导致蛋白质转运及定位错误[7]、蛋白结构及功能缺陷[8]、细胞内Ca^{2+}信号传导受损[9]，影响RPE细胞代谢及吞噬功能，不能有效降解由于氧化应激脱落的光感受器细胞外节，从而导致脂褐质在视网膜下间隙及RPE细胞内沉积，即卵黄样物质。

典型的BVMD眼底表现为双眼黄斑区边界清晰的圆形卵黄色隆起病灶，大小为1/3～3个PD；在FAF中表现为与卵黄色病灶对应的高自发荧光；OCT可见大量的高反射物质沉积于RPE上方，常伴有神经上皮层浆液性脱离。EOG对于该病的诊断非常重要，由于RPE层的广泛受损，Arden比（光峰/暗谷）常低于1.5（正常值：1.8～3.0）。BVMD多为双眼发病，表现为对称的单个黄斑区卵黄样病灶，但是也有单眼发病及多个卵黄病灶的报道[10]。此外，除了眼底表现，也有研究发现部分BVMD患者前节受累，表现出浅前房、远视，甚至导致闭角型青光眼[11, 12]。

根据病程发展，BVMD可分为5期，分别为：①卵黄前期：彩色眼底像上表现基本正常，偶尔可在FAF中表现出中心凹较高荧光的环状颗粒样改变，在OCT中可表现出椭圆体带及嵌合体带的增厚[13]。虽然有时眼底不会出现明显改变，但Arden比往往小于1.55，因此EOG对于临床前期病变的检查十分关键。该期患者视力不会受到影响；②卵黄期：即典型的BVMD表现，此期视力轻度下降；③假性前房积脓期：卵黄样物质部分吸收，由于重力原因，残存的物质沉积在下方，形成一个相对清晰的液平面，此期由于病灶部分吸收，部分患者视力可得到提高[13]；④卵黄破碎期：卵黄样物质大部分吸收，破碎，部分患者此时可形成视网膜下新生血管，甚至出血，视力急剧下降；⑤萎缩期或瘢痕期：黄斑区RPE和光感受器细胞不断丢失，视网膜脉络膜进一步萎缩、部分脱色素或色素沉着，此期易合并脉络膜新生血管，并机化形成瘢痕。在FAF中，萎缩区表现为低荧光。此期视力下降显著。

除了BVMD，还有多种病变会形成黄斑区卵黄样物质的沉积，需要进行鉴别诊断：

1. 成人卵黄样黄斑营养不良（adult-onset vitelliform macular dystrophy，AVMD）。该病患者多于40岁以后发病，表现为轻微的中心视力损伤或者视物变形，眼底表现为黄斑区边界清晰的卵黄样隆起病灶，大小约1/3～1个PD，部分表型与BVMD重合。多数患者EOG检查正常，少数病例表现出下降的Arden比。研究发现，AVMD患者多数为散发，少数患者被检出与四种基因突变相关：*PRPH2*、*BEST1*、*IMPG1*和*IMPG2*基因[14]。

2. 染色体隐性卵黄样黄斑营养不良（autosomal recessive bestrophinopathy，ARB）。ARB与BVMD均由*BEST1*基因变异导致，但前者携带至少两个致病变异（复合杂合或纯合）呈AR遗传，后者多仅携带单个致病变异且常有显性家族史；ARB的卵黄病灶多为点片状，围绕血管弓分布在整个视网膜后极部，而BVMD的病灶往往局限于黄斑区，多为单个病灶；在OCT中，ARB患者多见视网膜层间积液甚至黄斑囊样水肿，而BVMD患者的视网膜层间积液极少见；ARB患者合并闭角型青光眼者多见，尤其是30岁以上的患者，多数会表现出青光眼，而BVMD合并青光眼者较少[14]。

3. 其他疾病　退行性病变如干性或湿性年龄相关性黄斑病变、drusen样的色素上皮层脱离等，牵拉性因素导致的疾病如玻璃体黄斑牵拉和黄斑前膜，免疫或副肿瘤相关病变如急性渗出性多形性卵黄样黄斑病变和原发性玻璃体视网膜淋巴瘤，药物毒性改变如用于治疗急性铁中毒的去铁胺和治疗间质性膀胱炎的戊聚糖多硫酸钠等均可引起黄斑区卵黄样物质沉积[15]。鉴别诊断需要结合患者的年龄、个人史、家族史、辅助检查等进行综合分析，最可靠的手段仍是基因检测，其为BVMD诊断的金标准。

目前尚无有效的治疗手段，多为针对并发症的治疗，如出现新生血管时进行玻璃体腔注射抗血管内皮生长因子（vascular endothelial growth factor，VEGF）治疗。

三、病例点评

本病例幼儿时期出现视力下降、单眼斜视，初诊时眼底表现及影像学改变符合BVMD的典型特征即黄斑区单个的卵黄样病灶。临床诊断较为容易，基因检查为诊断的金标准。该病例的亮点为针对其无症状的母亲做相应的眼底检查并进行随诊，在初次检查时，黄斑区并未发现异常，但是4年后的复查却发现双眼黄斑区嵌合体带增厚，尤其是中心凹处椭圆体带与嵌合体带之间见异常的点状中等反射信号，提醒我们在临床中应关注此类无症状携带者的眼底表现。此外，患者复查时发现左眼视力较右眼差，左眼并发脉络膜新生血管。突出了对该类疾病患者随诊的重要性。BVMD目前尚无有效治疗方法，但是针对CNV这类并发症可以进行对症治疗，如玻璃体腔注射抗VEGF药物，因此在临床中要嘱咐患者定期复查，尤其是自觉视力明显下降或发生视物变形时。

四、延伸阅读

目前国际上针对BVMD进行多种治疗研究，如药物治疗、基因治疗、细胞治疗等。

BVMD的iPSC-RPE细胞系模型显示其对光感受器细胞外节的降解速率降低，同时表现出异常的外泌体分泌率、较高的蛋白质氧化和游离泛素水平降低[16]。Singh等人发现应用丙戊酸或与雷帕霉素联合治疗能够增加BVMD iPSC-RPE中光感受器外段降解的速率[16]。丙戊酸或与其相似的化合物在治疗BVMD上较有前景。自从iPSC-RPE自体移植成功应用于渗出性年龄相关性黄斑变性的患者后[17]，iPSC-RPE移植已被认为是一种安全的治疗方法。应用健康的iPSC-RPE细胞或经过基因编辑的患者来源的iPSC-RPE细胞替代受损的RPE，理论上是一种可以应用于所有*BEST1*基因相关的疾病表型的治疗方法。

（病例提供者：李　杨　首都医科大学附属北京同仁医院）

（点评专家：李　杨　石　婕　首都医科大学附属北京同仁医院）

参考文献

[1]BEST F.Uber eine hereditare Maculaaffektion Beitrag zur Vererbungslehre[J].Z Augenheilk，1905，13：199-212.

[2]Bitner Hanna，Schatz Patrik，Mizrahi-Meissonnier Liliana，et al.Frequency，genotype，and clinical spectrum of best vitelliform macular dystrophy：data from a national center in Denmark[J].American Journal of Ophthalmology，2012，154（2）

[3]Dalvin Lauren A，Pulido Jose S，Marmorstein Alan D.Vitelliform dystrophies：Prevalence in Olmsted County，Minnesota，United States[J].Ophthalmic Genetics，2017，38（2）：143-147.

[4]Petrukhin K，Koisti MJ，Bakall B，et al.Identification of the gene responsible for Best macular dystrophy[J].Nature Genetics，1998，19（3）：241-247.

[5]Marmorstein AD，Kinnick TR，Stanton JB，et al.Bestrophin-1 influences transepithelial electrical properties and Ca^{2+} signaling in human retinal pigment epithelium[J].Molecular vision，2015，21：347-359.

[6]Milenkovic A，Brandl C，Milenkovic VM，et al.Bestrophin 1 is indispensable for volume regulation in human retinal pigment epithelium cells[J].Proceedings of the National Academy of Sciences of the United States of America，2015，112（20）：E2630-2639.

[7]Johnson Adiv A，Lee Yong-Suk，Stanton J.Brett，et al.Differential effects of Best disease causing missense mutations on bestrophin-1 trafficking[J].Human Molecular Genetics，2013，22（23）：4688-4697.

[8]Yang Tingting，Liu Qun，Kloss Brian，et al.Structure and selectivity in bestrophin ion channels[J].Science（New York，N.Y.），2014，346（6207）：355-359.

[9]Strauß Olaf，Müller Claudia，Reichhart Nadine，et al.The role of bestrophin-1 in intracellular Ca^{2+} signaling[J].Advances In Experimental Medicine and Biology，2014，801：113-119.

[10]Arora Rashi，Khan Kamron，Kasilian Melissa L，et al.Unilateral BEST1-Associated

Retinopathy[J].American Journal of Ophthalmology，2016，169：24-32.

[11]Wittström Elisabeth，Ponjavic Vesna，Bondeson Marie-Louise，et al.Anterior segment abnormalities and angle-closure glaucoma in a family with a mutation in the BEST1 gene and Best vitelliform macular dystrophy[J].Ophthalmic Genetics，2011，32（4）：217-227.

[12]Liu Jingshu，Zhang Yongjin，Xuan Yi，et al.Novel BEST1 Mutations and Special Clinical Features of Best Vitelliform Macular Dystrophy[J].Ophthalmic Research，2016，56（4）：178-185.

[13]Marmorstein Alan D，Cross Harold E，Peachey Neal S.Functional roles of bestrophins in ocular epithelia[J].Progress In Retinal and Eye Research，2009，28（3）：206-226.

[14]Johnson AA，Guziewicz KE，Lee CJ，et al.Bestrophin 1 and retinal disease[J].Progress in retinal and eye research，2017，58：45-69.

[15]Iovino C，Ramtohul P，Au A，et al.Vitelliform maculopathy：Diverse etiologies originating from one common pathway[J].Survey of ophthalmology，2023，68（3）：361-379.

[16]Singh Ruchira，Kuai David，Guziewicz Karina E，et al.Pharmacological Modulation of Photoreceptor Outer Segment Degradation in a Human iPS Cell Model of Inherited Macular Degeneration[J].Molecular Therapy：the Journal of the American Society of Gene Therapy，2015，23（11）：1700-1711.

[17]Kimbrel Erin A，Lanza Robert.Current status of pluripotent stem cells：moving the first therapies to the clinic.Nature Reviews[J].Drug Discovery，2015，14（10）：681-692.

病例19 常染色体隐性卵黄样黄斑营养不良

一、病历摘要

（一）基本信息

患者女性，30岁。

主诉：视力下降伴畏光、夜盲5个月。

现病史：视物模糊、发暗，伴畏光、夜盲5个月，偶伴眼睛酸胀及头痛。4个月前因眼睛胀痛就诊于外院，双眼眼压30/30mmHg，外院予美开朗、派立明滴眼液降眼压，眼压控制不佳。

既往史：否认全身病史。

家族史：否认家族史，父母非近亲婚配。

（二）专科检查

右眼矫正视力0.3，左眼矫正视力0.2，无屈光不正。右眼眼压15mmHg，左眼眼压19mmHg。双眼前房浅，周边前房深约1/4个角膜厚度，双眼视盘界清色红润，右眼C/D约0.5，黄斑区轻度萎缩伴小片状黄色改变，后极部视网膜见散在亮黄色点状物；左眼C/D约0.9，广泛神经纤维层缺损，黄斑区萎缩伴黄色片状改变，上方血管弓附近散在黄白斑点。

（三）辅助检查

1. 眼底自发荧光（FAF） 显示双眼黄斑中心低荧光，血管弓附近、黄斑颞侧及视盘鼻侧弥漫稍高荧光，后极部散在点片状高荧光。

2. 相干光断层扫描成像（OCT） 显示双眼视网膜内层劈裂，神经上皮层浅脱离，光感受器细胞外节延长，RPE上方少量高反射物质沉积，右眼中心凹局灶性脉络膜凹陷（病例19图1）。

3. 眼轴测量 右眼眼轴21.79mm，左眼眼轴21.75mm。

4. 眼电图（EOG） 显示双眼Arden比为1.0。

5. 视网膜电流图（ERG） 显示双眼视杆、视锥反应轻度异常，ops震荡电位振幅中度异常。

6. 超声生物显微镜（UBM） 显示双眼周边虹膜膨隆，根部虹膜部分与房角结构相贴并遮挡巩膜突，睫状突位置前移与根部虹膜间距离缩短（病例19图2）。

7．Humphrey视野　示右眼鼻侧阶梯伴旁中心暗点，左眼环形暗点。

8．基因检测　结果显示患者携带*BEST1*基因复合杂合变异：变异1：c.130T＞C，p.（Tyr44His），HGMD数据库已报道，ACMG分级为致病性变异，该变异来源于父亲；变异2：c.948del，p.（Val317Cysfs*52），HGMD数据库已报道，ACMG分级为致病性变异，该变异来源于母亲（病例19图3）。

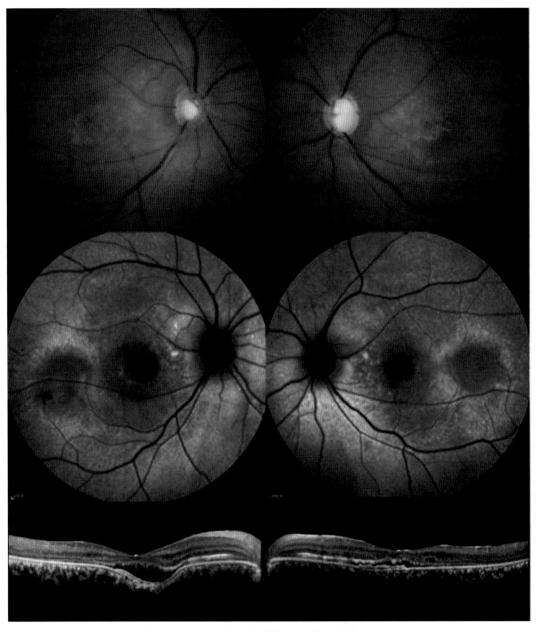

病例19图1　患者眼底彩像、眼底自发荧光OCT

右眼　　　　左眼

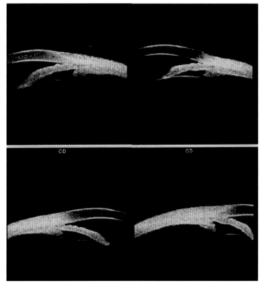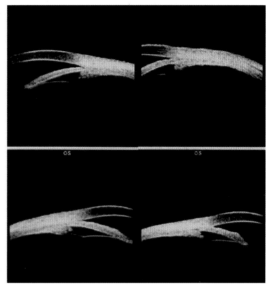

病例19图2　患者UBM

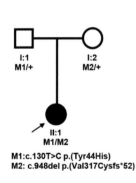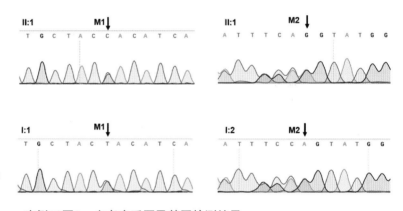

M1:c.130T>C p.(Tyr44His)
M2: c.948del p.(Val317Cysfs*52)

病例19图3　患者家系图及基因检测结果

（四）辅助诊断

双眼常染色体隐性卵黄样黄斑营养不良。

二、疾病介绍

常染色体隐性卵黄样黄斑营养不良（autosomal recessive bestrophinopathy，ARB）由
Schatz在2006年首次观察报道，两位患者表现为后极部散在多灶性卵黄样病变[1]；之后
Burgess等人于2008年将这种表型命名为ARB[2]。该病患病率约为1：1000 000，患者通
常在10岁之前就表现出双眼视力下降，且损伤较卵黄样黄斑营养不良（best vitelliform

macular dystrophy，BVMD）重，视力通常在20/40；也有部分患者在青少年时期发病，可同时伴有眼胀、眼痛和头痛[2]。

ARB是一种常染色体隐性（autosomal recessive，AR）遗传病，由*BEST1*基因复合杂合或纯合变异导致，在RPE细胞中无正常功能的BEST1蛋白表达，导致比BVMD更重的RPE功能障碍及眼底表型。与BVMD发病机制类似，*BEST1*基因变异通过改变通道蛋白结构及功能等，影响RPE细胞代谢及吞噬能力，从而导致脂褐质在视网膜下间隙及RPE细胞内沉积。此外，BEST1蛋白影响眼球发育，双变异导致的蛋白功能异常甚至缺失可能造成眼轴偏短及前节拥挤，容易发生青光眼[3]。

ARB典型的眼底表现为血管弓附近及视盘周围视网膜下的黄白色点片状沉积，可延伸至中周部视网膜。在FAF中，黄白色斑片表现为高自发荧光，多数患者可见视盘周围网膜自发荧光正常，称之为"盘周豁免"[4]。在OCT中可见光感受器细胞外节延长，神经视网膜浅脱离，下方高反射物质沉积，内层视网膜劈裂甚至呈现黄斑囊样水肿[3]。EOG中Arden比严重下降，往往低于或等于1.0。与BVMD不同的是，ARB患者的全视野ERG表现出视锥和视杆反应振幅的轻中度降低。多焦ERG黄斑区P50和N95均异常。Hufendiek等人[5]根据眼底像及FAF的表现，将ARB分为5型：Ⅰ型表现为视网膜后极部或延伸至中周部的多个斑片状融合或不融合的黄色病灶；Ⅱ型表现为后极部非融合的多个小斑点样病灶，偶尔可延伸至远周边部；Ⅲ型表现边界清晰的连续的广泛黄白色病灶，在FAF中呈现高荧光，无黄色斑片状病变；Ⅳ型和Ⅴ型分别表现为单个或多灶性卵黄样样病灶。除了眼底表现外，多数患者同时合并短眼轴（20～22.5mm）、远视、浅前房，约有80%以上的患者30岁以后会出现闭角型青光眼[6]。

ARB主要与以下几种疾病进行鉴别：

1. BVMD　ARB与BVMD均由*BEST1*基因变异导致，但前者携带至少两个致病变异（复合杂合或纯合）呈AR遗传，后者多仅携带单个致病变异患者常有显性家族史；ARB的卵黄病灶多为点片状，围绕血管弓分布在整个视网膜后极部，而BVMD的病灶往往局限于黄斑区，且多为单个病灶；在OCT中，ARB患者多见视网膜层间积液甚至黄斑囊样水肿，而BVMD患者的视网膜层间积液极少见；ARB患者合并闭角型青光眼者多见，尤其是30岁以上的患者，多数会表现出青光眼，而BVMD合并青光眼者较少[6]。

2. 先天性视网膜劈裂症　先天性视网膜劈裂症也称作X连锁视网膜劈裂（X-linked retinoschisis，XLRS），由*RS1*基因变异导致，患者常为男性儿童。XLRS患者后极部视网膜往往没有点片状的卵黄样物质沉积；在OCT中仅表现在视网膜内层劈裂，可伴视网膜外层萎缩，但是无光感受器细胞外节延长及神经上皮层的浅脱离，在ERG中表现出负波形，可通过以上特征与ARB进行鉴别[7]。

3. 多灶性脉络膜炎 脉络膜炎患者可见玻璃体细胞，且其病灶在FAF中呈现低自发荧光，EOG中Arden比无显著下降（晚期严重萎缩除外），可通过基因检测来最终鉴别。

4. 慢性中心性浆液性脉络膜视网膜病变（central serous chorioretinopathy，CSC）部分ARB成年患者随着病程的延长，神经上皮层持续脱离，在FAF中表现为黄斑区弥漫高荧光，易与慢性CSC混淆。慢性CSC在眼底荧光血管造影中表现出特征性的墨渍样或烟囱样渗漏或水道，而ARB患者则表现为点片状高荧光着染；慢性CSC患者EOG中Arden比往往正常，而ARB患者则有显著下降。

ARB患者随着年龄增大，视力会逐渐降低，但是速率十分缓慢，约为（0.05 ± 0.13）logMAR/年[8]。目前尚无有效的治疗手段，多为针对成年患者出现的闭角型青光眼进行手术，由于患者短眼轴及特殊的房角结构，常规单纯的小梁切除术容易引起恶性青光眼，而小梁切除联合超声乳化、人工晶体植入、前部玻璃体切除术后发生恶性青光眼的比例极低，眼压维持更加稳定[9]。部分ARB患者随着疾病的发展可能会出现脉络膜新生血管（choroidal neovascularization，CNV）、视网膜脱离、黄斑裂孔等并发症，显著影响视力。当出现以上并发症时，可采取相应的治疗措施，如合并CNV时，可以应用玻璃体腔注射抗血管内皮生长因子（vascular endothelial growth factor，VEGF）治疗，合并视网膜脱离和黄斑裂孔时，进行玻璃体切除手术[3]。

三、病例点评

本病例为青年女性出现视力下降伴眼胀痛，首先就诊于青光眼门诊并接受治疗，后查眼底发现视网膜病变。就眼底表现而言，该患者并不表现为典型的ARB（即黄白色点片状物质沉积于血管弓附近及视盘周围视网膜下，或延伸至中周部视网膜），而是表现为后极部尤其是黄斑区较弥漫的黄白色改变伴黄斑萎缩，上方血管弓附近零星小点状黄色病灶。眼底自发荧光中表现为后极部弥漫稍高荧光，易误诊为慢性CSC；而OCT中表现出的视网膜劈裂易与先天性视网膜劈裂症混淆。但该患者还有一个重要特征，即闭角型青光眼，短眼轴；闭角型青光眼与视网膜劈裂同时出现，并伴有后极部点片状黄白色病灶时，要高度怀疑ARB。*BEST1*基因为ARB的唯一致病基因，ARB患者多携带两个致病变异，但是目前也有单个变异导致ARB表型的报道，其致病机制有待于进一步探索。ARB的治疗目前多仅针对青光眼，术式选择尚无统一标准，临床发现常规单纯的小梁切除术容易引起恶性青光眼，而有研究总结小梁切除联合超声乳化、人工晶体植入、前部玻璃体切除术后发生恶性青光眼的比例极低。联合手术可能为ARB患者治疗青光眼的更佳选择。

四、延伸阅读

有研究发现，苯丁酸钠（sodium phenylbutyrate，4PBA）和萘氧乙酸（2-naphthoxyacetic acid，2-NOAA）在HEK293T细胞和患者来源的iPSC-RPE细胞中可以显著提高ARB和BVMD的BEST1蛋白通道功能，提示这两种药物在*BEST1*基因相关疾病的治疗中有较好的应用前景[10]。随着针对RPE65-Leber先天性黑矇治疗药物在美国及欧洲的成功应用及上市，针对常染色体隐性疾病的基因替代治疗的方案证实其可行性，而ARB的常染色体隐性遗传的特性使其成为潜在的可应用基因治疗的疾病。Guziewicz等人在ARB犬模型上证明重组的腺相关病毒介导的基因治疗安全可行[11]。

（病例提供者：李　杨　首都医科大学附属北京同仁医院）
（点评专家：李　杨　石　婕　首都医科大学附属北京同仁医院）

参考文献

[1]Schatz Patrik，Klar Joakim，Andréasson Sten，et al.Variant phenotype of Best vitelliform macular dystrophy associated with compound heterozygous mutations in VMD2[J].Ophthalmic Genetics，2006，27（2）：51-56.

[2]Burgess Rosemary，Millar Ian D，Leroy Bart P，et al.Biallelic mutation of BEST1 causes a distinct retinopathy in humans[J].American Journal of Human Genetics，2008，82（1）：19-31.

[3]Johnson AA，Guziewicz KE，Lee CJ，et al.Bestrophin 1 and retinal disease[J].Progress in retinal and eye research，2017，58：45-69.

[4]Birtel Johannes，Gliem Martin，Herrmann Philipp，et al.Peripapillary Sparing in Autosomal Recessive Bestrophinopathy[J].Ophthalmology.Retina，2020，4（5）：523-529.

[5]Hufendiek Karsten，Hufendiek Katerina，Jägle Herbert，et al.Clinical Heterogeneity in Autosomal Recessive Bestrophinopathy with Biallelic Mutations in the Gene[J].International Journal of Molecular Sciences，2020，21（24）.

[6]Tian L，Sun T，Xu K，et al.Screening of BEST1 Gene in a Chinese Cohort With Best Vitelliform Macular Dystrophy or Autosomal Recessive Bestrophinopathy[J].Investigative ophthalmology & visual science，2017，58（9）：3366-3375.

[7]Molday Robert S，Kellner Ulrich，Weber Bernhard HF.X-linked juvenile retinoschisis：clinical diagnosis，genetic analysis，and molecular mechanisms[J].Progress In Retinal and Eye Research，2012，31（3）：195-212.

[8]Casalino Giuseppe，Khan Kamron N，Armengol Monica，et al.Autosomal Recessive Bestrophinopathy：Clinical Features，Natural History，and Genetic Findings in Preparation for

Clinical Trials[J].Ophthalmology，2021，128（5）：706-718.

[9]Fang Y，Duan X，Chen L，et al.Combination of Trabeculectomy and Primary Pars Plana Vitrectomy in the Successful Treatment of Angle-Closure Glaucoma with BEST1 Mutations：Self-Controlled Case Series[J].Ophthalmology and therapy，2022.

[10]Liu Jingshu Taylor Rachel L，Baines Richard A，et al.Small Molecules Restore Bestrophin 1 Expression and Function of Both Dominant and Recessive Bestrophinopathies in Patient-Derived Retinal Pigment Epithelium[J].Investigative Ophthalmology & Visual Science，2020，61（5）：28.

[11]Guziewicz Karina E，Zangerl Barbara，Komáromy András M，et al.Recombinant AAV-mediated BEST1 transfer to the retinal pigment epithelium：analysis of serotype-dependent retinal effects[J].Plos One，2013，8（10）：e75666.

病例20　先天性视网膜劈裂症

一、病历摘要

（一）基本信息

患儿男性，6岁。

主诉：发现双眼视力差5年余。

现病史：患儿7个月大时，家长偶然发现其双眼视力差，就诊于当地医院，检查发现眼底出血，诊断为"双眼视网膜劈裂"，未予特殊治疗。2023年3月于我院复查。

既往史及个人史：患儿足月产，出生体重正常，无吸氧史，未进过暖箱。患儿家长否认患儿全身病史。

家族史：患儿父母非近亲婚配（病例20图1A）。患儿姥爷类似病史，具体不详。

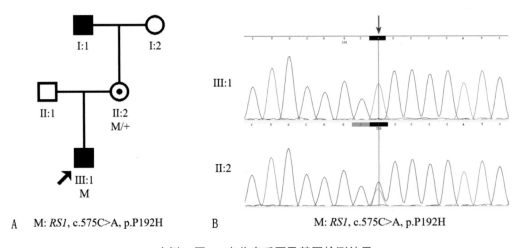

病例20图1　患儿家系图及基因检测结果

注：A：患儿的家系图及家系成员携带致病变异情况；B：患儿及其母亲的Sanger测序结果。

（二）专科检查

最佳矫正视力：右眼0.1（+0.50DS），左眼0.1（平光）。第一眼位正，各方向眼球运动正常，无眼球震颤，双眼前节检查未见明显异常。

（三）辅助检查

1. 眼底检查　双眼视盘边界清，色淡红，视网膜血管走行正常，黄斑区轮辐状改变伴色素变动，中心凹反光消失，颞侧及下方中周部视网膜薄纱样隆起，周边视网膜变性。

2．OCT检查　双眼黄斑区及周边视网膜内核层劈裂，可见柱样连接分割小囊腔，中心凹厚度增加；双眼黄斑区颞侧视网膜内层高度隆起。

3．眼部B超　双眼玻璃体内可见点条状及条带状中强回声，与视盘颞下方回声相连，并牵拉部分球壁回声轻度隆起，后运动（－），CDFI其上未见异常血流信号，黄斑区球壁回声轻度隆起（病例20图2）。

4．基因检测　先证者（Ⅲ：1）检测到*RS1*基因第6号外显子存在一个半合错义变异（c.575C＞A，p.P192H），母亲（Ⅱ：2）杂合携带该变异（病例20图1B）。根据基因检测结果确定遗传方式为X连锁遗传。

（四）临床诊断

双眼先天性视网膜劈裂症。

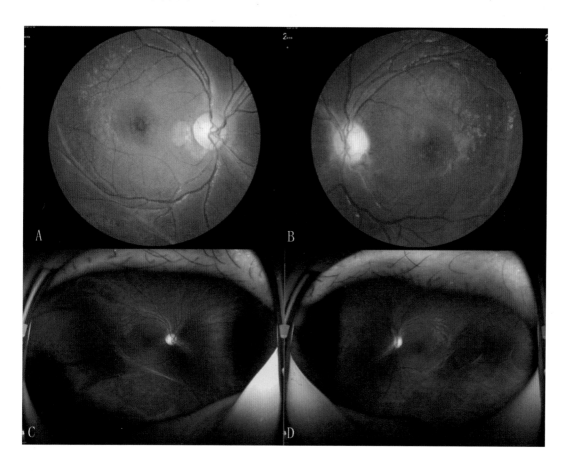

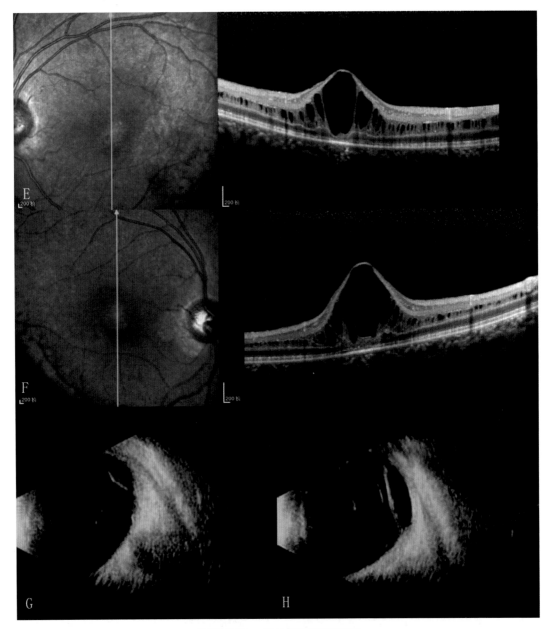

病例20图2　患儿眼科检查资料

注：A、B：患儿右、左眼彩色眼底照片，可见黄斑区轮辐状改变伴色素变动，颞侧及下方中周部视网膜薄纱样隆起；C、D：患儿右、左眼广角眼底照片，可见颞侧及下方中周、周边视网膜薄纱样隆起，周边视网膜变性；E、F：患儿右、左眼黄斑区OCT图像，可见视网膜内核层劈裂，柱样连接分割小囊腔，中心凹增厚；G、H：患儿右、左眼眼部B超图像，可见条带状中强回声与球壁回声相连。

二、疾病介绍

（一）概述

先天性视网膜劈裂症（congenital retinoschisis）又称X连锁视网膜劈裂（X-linked retinoschisis， XLRS），是一种以视网膜神经上皮层间分离为特征的遗传性退行性病变，患病率为1∶（15 000~30 000）男性[1]，常双眼对称发病。其临床特点为儿童期出现视力下降，眼底检查黄斑区呈典型的"轮辐状"改变，部分患者可伴有周边视网膜劈裂。该病通常进展缓慢，少数患者由于视网膜脱离、玻璃体积血等并发症造成严重视力损害[2]。

（二）遗传学及发病机制

XLRS的致病基因是RS1基因，该基因位于染色体Xp22.13，全长32.4kb，由6个外显子组成，编码含224个氨基酸的RS1蛋白（retinoschisin）。RS1蛋白包括一个N端先导序列、一个Rs1结构域、一个盘状结构域和一个C端片段，在感光细胞和视网膜内层高表达。其中，盘状结构域由第4~6外显子编码，为高度保守区域，主要功能是介导细胞间的黏附，提示RS1蛋白参与维持视网膜结构完整性。RS1蛋白的改变引起相应视网膜功能改变，表现为视网膜劈裂[3]。现已在RS1基因上发现近300种致病变异可导致XLRS（The Human Gene Mutation Database，HGDM；http：//www.hgmd.cf.ac.uk/ac/index.php），以错义变异为主，大部分位于盘状结构域。其他变异类型包括移码变异、拷贝数变异、无义变异和剪接位点改变等。

XLRS的发病机制尚未完全明确，可能的机制包括以下几种。RS1蛋白、腱糖蛋白及细胞外基质蛋白之间存在复杂的相互作用，共同调节细胞间黏附。当RS1蛋白发生缺陷时，细胞间黏附作用减弱，在玻璃体牵拉作用下形成劈裂腔[4]。另外，RS1蛋白与Na^+/K^+ ATP酶的结合可能直接影响泵活性，通过控制离子梯度，影响体液平衡和组织渗透压。因此，RS1蛋白缺陷可导致细胞外液体集聚和囊腔形成[3]。还有学说认为视网膜血管异常渗漏可能是劈裂腔内液体积聚的潜在原因[5]。

（三）临床特点

1. 症状体征　于学龄期或学龄前期出现的视力障碍，也有少数于婴儿期出现斜视或眼球震颤而被发现。患者多为双眼对称发病。不同患者的视力差异较大，从光感到1.0均可出现，绝大部分患者最佳矫正视力集中于0.05~0.5[6]。随着年龄增长，视网膜脱离和玻璃体积血等并发症的发生是视力恶化的主要原因。

2. 眼底表现　黄斑中心凹劈裂为XLRS的特征性表现，是以中心凹为中心的层间小囊腔呈星形或放射状排列，临床检查患者黄斑区可呈"轮辐状"改变。约50%的患者发生周边视网膜劈裂，最常发生于颞下方[2]，表现为视网膜内层脱离。脱离的视网膜内层可形成裂孔或发生撕裂，随着时间推移，在玻璃体内形成残膜，称为"玻璃体薄纱"。随着疾病进展，晚期患者可出现黄斑区及周边视网膜萎缩改变。

3. OCT检查　对XLRS具有较高的诊断价值，可清晰显示视网膜神经上皮层间的分离。病变早期表现为病变区域视网膜反射信号降低。视网膜内囊腔可出现在视网膜不同层次，包括神经纤维层、节细胞层、内核层、外丛状层及外核层等，常可见柱样连接分割小囊腔。晚期表现为黄斑区神经上皮萎缩及色素上皮改变。

4. 电生理检查　视网膜电流图（ERG）检查可表现典型的"负波形"，即a波正常或轻度降低，而b波显著降低，b/a比值<1.0，此种改变在暗适应条件下强光刺激尤为明显[7]。ERG曾作为XLRS的主要诊断检查，而谱域OCT（SD-OCT）的应用使XLRS的诊断更容易、更快捷，另外，越来越多的研究表明只有约半数的XLRS患者出现典型的"负波形"ERG表现，且相对正常的ERG并不能排除XLRS诊断，因此ERG对XLRS的诊断作用逐渐被削弱。

5. 荧光素眼底血管造影（FFA）　FFA显示黄斑区花瓣样高荧光，无荧光素渗漏或积存。FFA早期可见黄斑中心凹有扩张的毛细血管和透见荧光斑点，表明此处色素上皮存在萎缩，晚期无渗漏，不同于囊样黄斑水肿。周边视网膜劈裂产生异常血管、弥漫性色素改变等继发表现可在局部出现荧光渗漏和高荧光。

（四）诊断

1. 病史及家族史　自幼双眼视力差，男性，可有X连锁遗传家族史。

2. 眼底表现　双眼黄斑中心凹劈裂，OCT、ERG、FFA等辅助检查有相应表现。

3. 基因检测　检出RS1基因致病变异。

（五）鉴别诊断

1. 黄斑囊样水肿　FFA可作为鉴别诊断的依据。黄斑囊样水肿的FFA有典型的多囊样荧光染料积存，晚期高荧光，边界不清楚；XLRS的FFA中一般无荧光渗漏或荧光染料积存，无晚期高荧光渗漏表现。此外，黄斑囊样水肿常有全身基础疾病。

2. 视网膜脱离　周边部视网膜劈裂隆起，外观上类似视网膜脱离。但视网膜劈裂表现为视网膜内层隆起，较菲薄，似薄纱样；视网膜脱离则较厚，黄白色，漂浮感。此外，详细询问病史，视网膜脱离患者常有视力突然下降或视野缺损。

3. 获得性视网膜劈裂　多见于成年人，特别是40岁以上，为非遗传性，视力往往较好；一般无黄斑部劈裂，存在周边部囊样变性，玻璃体较少发生条索、积血、膜形成等改变；劈裂发生于视网膜外丛状层。根据患者发病年龄、眼底改变及家族史不难鉴别。

4. Goldmann Favre综合征　也有黄斑中心凹劈裂表现，眼底较XLRS粗糙；属常染色体隐性遗传，表现为严重的夜盲及视网膜色素变性；ERG检查a波和b波均降低。

（六）治疗

1. 该病为先天性异常，目前尚无针对病因的有效治疗手段。主要治疗原则是针对并发症的治疗。本病的主要并发症为玻璃体积血和视网膜脱离。对于玻璃体积血可考虑手术和内科治疗；对于合并视网膜脱离的患者必须行手术治疗。进行性劈裂危及黄斑时，应用堤坝样光凝以阻止病情进展。

2. 基因替代治疗（详见延伸阅读）。

三、病例点评

本病例为男性患儿，婴儿期发病，家族史符合X连锁遗传方式，眼底、OCT及B超检查可见典型视网膜劈裂表现，不难诊断XLRS，结合基因检测结果可确诊。该患儿除了有典型的黄斑劈裂以外，尚存在周边视网膜劈裂，仅行后极部眼底照相容易遗漏；另外，部分XLRS患者可仅出现周边视网膜劈裂而无典型黄斑劈裂，因此，建议疑诊为XLRS的患者行广角眼底照相，可避免漏诊。该患儿发病较早，且已出现玻璃体出血等并发症，可行对症治疗，日常应注意避免剧烈运动或碰撞，以防发生视网膜脱离等严重并发症。

四、延伸阅读

目前XLRS基因治疗已广泛开展研究，人们尝试多种方法以获得最佳疗效，包括改变病毒载体衣壳、启动子或递送途径。将携带正常功能RS1的腺相关病毒（AAV）载体AAV8和重组AAV2（rAAV2）经玻璃体腔内注射到RS1敲除（KO）小鼠模型中的实验显示出一定有效性[8]。目前这些靶点正在进行人体临床试验研究。目前，有2项XLRS基因治疗试验正在进行中：美国国家眼科研究所（National Eye Institute）正在对XLRS患者进行AAV8-scRS/IRBPhRS基因转移的1/2期剂量递增临床试验（NCT02317887）。生物技术公司（Applied Genetic Technologies Corporation）也正在进行rAAV2tYF-CB-hRS1治疗的1/2期剂量递增临床试验（NCT02416622）。尽管这两项研究都试图优化剂量，但它们的主要目的是评估安全性。

（病例提供者：李　杨　首都医科大学附属北京同仁医院）

（点评专家：李　杨　李妮蒽　首都医科大学附属北京同仁医院）

参考文献

[1]Sikkink SK，Biswas S，Parry NR，et al.X-linked retinoschisis：an update[J].J Med Genet，2007，

44（4）：225-232.

[2]Rao P，Dedania VS，Drenser KA.Congenital X-Linked Retinoschisis：An Updated Clinical Review[J].Asia Pac J Ophthalmol（Phila），2018，7（3）：169-175.

[3]Molday RS，Kellner U，Weber BH.X-linked juvenile retinoschisis：clinical diagnosis，genetic analysis，and molecular mechanisms[J].Prog Retin Eye Res，2012，31（3）：195-212.

[4]Joshi MM，Drenser K，Hartzer M，et al.Intraschisis cavity fluid composition in congenital X-linked retinoschisis[J].Retina，2006，26（7 Suppl）：S57-60.

[5]Rao P，Robinson J，Yonekawa Y，et al.Wide-field imaging of nonexudative and exudative congenital X-linked retinoschisis[J].Retina，2016，36（6）：1093-1100.

[6]Chen C，Xie Y，Sun T，et al.Clinical findings and RS1 genotype in 90 Chinese families with X-linked retinoschisis[J].Mol Vis，2020，26：291-298.

[7]Renner AB，Kellner U，Fiebig B，et al.ERG variability in X-linked congenital retinoschisis patients with mutations in the RS1 gene and the diagnostic importance of fundus autofluorescence and OCT[J].Doc Ophthalmol，2008，116（2）：97-109.

[8]Ou J，Vijayasarathy C，Ziccardi L，et al.Synaptic pathology and therapeutic repair in adult retinoschisis mouse by AAV-RS1 transfer[J].J Clin Invest，2015，125（7）：2891-903.

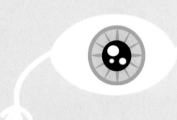

PART 06

第六章
遗传性玻璃体视网膜
脉络膜病变

病例21　Bietti结晶样视网膜变性

一、病历摘要

（一）基本信息

患者男性，40岁。

主诉：双眼进展性夜盲20年入院。

现病史：患者自诉20年前无明显诱因出现双眼夜间视力不佳，无眼红、眼痛、眼胀等不适。近20年来，患者双眼夜盲症状逐渐进展，伴渐进性视物不清及视野缩窄，遂就诊于首都医科大学附属北京同仁医院。

既往史：患者既往体健，否认余眼病史。

家族史：否认近亲结婚家族史。

（二）专科检查

视力：双眼裸眼0.4，矫正无提高。裂隙灯检查：双眼前节无殊，双眼眼底可见视盘色淡界尚清，视网膜血管狭窄，大量黄白色闪光结晶样物质沉积，视网膜色素上皮（RPE）萎缩，萎缩区外可见散在不规则形色素沉着（病例21图1）。

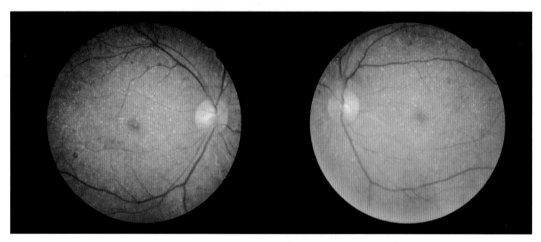

病例21图1　眼底彩照

注：见双眼视盘色淡界尚清，视网膜血管狭窄，大量黄白色闪光结晶样物质沉积，视网膜色素上皮（RPE）萎缩，萎缩区外可见散在不规则形色素沉着。

（三）辅助检查

黄斑相干光断层扫描（OCT）示双眼黄斑中心凹加深，神经上皮变薄，椭圆体带缺失，RPE层内层高反光信号（病例21图2）。EOG检查：正常。全视野ERG：视锥细胞和视杆细胞反应均显著下降。基于全外显子测序平台，成功在*CYP4V2*基因上检测到突变。针对先证者的基因变异进行家庭成员平行比对，结果符合家系共分离。

（四）临床诊断

双眼Bietti结晶样视网膜变性。

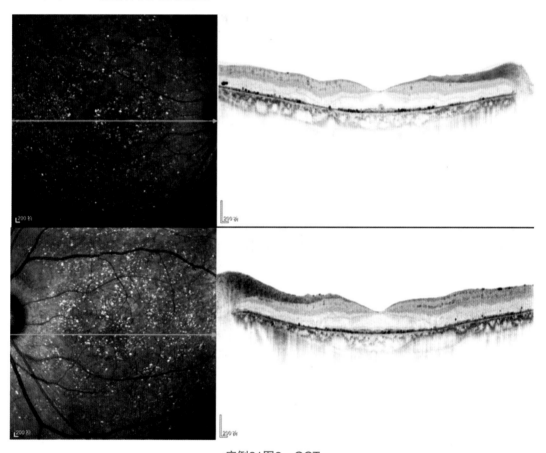

病例21图2　OCT

注：眼底自发荧光示双眼弥漫点状高自发荧光。OCT示双眼黄斑中心凹加深，神经上皮变薄，椭圆体带缺失，RPE层内层高反光信号。

二、疾病介绍

结晶样视网膜变性（bietti crystalline dystrophy，BCD）是一种相对罕见的视网膜变性疾病，1937年由Bietti首次报道。典型改变为黄白色闪光结晶样物质沉积于视网膜后极部，伴有视网膜色素上皮和脉络膜萎缩，部分患者近角膜缘部角膜基质浅层亦可见到沉积的结晶[1]。BCD在世界范围内较为罕见，但在亚洲人群中相对多见，尤其多见于中国和日本人群[2, 3]。迄今为止，全球已报道逾200例BCD病例[2, 4-7]。

BCD患者多在20~40岁发病，双眼受累。临床表现为进行性视力下降或进展性夜盲。部分患者在50~60岁时出现严重视力下降及视野缩小甚至全盲。色觉早期可正常，晚期可出现红绿色盲或全色盲。

眼底表现：全视网膜灰暗、污浊甚至显现出灰绿色外观；后极部包括黄斑区在内可见大量、散在的结晶样颗粒沉着。多数结晶样病变位于视网膜RPE细胞层，部分病变位于神经视网膜内。早期视盘颜色可表现正常，随着病情进展，视网膜色素上皮和脉络膜毛细血管逐渐萎缩，萎缩区外可见骨细胞样或不规则形色素沉着，萎缩区内结晶样物质较少见，透见脉络膜大血管。病程晚期可呈现部分或全部视网膜色素变性的典型三联征眼底改变（骨细胞样色素紊乱、视网膜血管狭窄、蜡样视盘萎缩）。

OCT：RPE层上结晶样色素颗粒呈现高反光信号，少数患者可并发黄斑裂孔、水肿、萎缩和脉络膜新生血管[8-11]。

FFA：病变早期可见后极部透见荧光，结晶样沉积造成荧光遮挡；随着病情进展，视网膜色素上皮萎缩区可见窗样透见荧光；在视网膜色素上皮和脉络膜毛细血管萎缩区则显示弥漫性低荧光和脉络膜大血管暴露。

Mataftsi A 等人将BCD FFA影像分为以下三级[12]：

早期：后极部和中-周边部视网膜可见弥漫性RPE改变伴弥漫性小或中等大小低荧光点（对应于RPE色素改变或脉络膜毛细血管充盈缺损）。

进展期：后极部和中-周边部视网膜可见广泛的RPE-脉络膜毛细血管复合体萎缩，视乳头周边部和黄斑部保存较好。

严重期：后极部完全萎缩。

ERG：根据病变程度，ERG可表现为轻度异常、中度异常、重度异常甚至无波形。当视网膜色素上皮细胞和脉络膜毛细血管层受累后，ERG呈现相应改变。亦见RPE和脉络膜毛细血管萎缩，但ERG显示正常的个案报道。

视野：早期多表现为旁中心暗点或中心暗点，晚期以周边视野缺损为主，严重者呈管状视野。

色觉：病变累及黄斑区，可伴有色觉异常。

遗传特征：该疾病以常染色体隐性遗传为主。目前已知，80-90% 的BCD患者是由CYP4V2基因突变所致，已被报道的突变类型包括错义、无义、剪切、小的重复缺失突变，其中错义突变占63%，仅2例报道有大片段缺失重复变异[13]。CYP4V2基因定位于4q35.1，编码的蛋白属于细胞色素P450家族4的成员，在脂肪酸代谢中发挥重要作用。研究人员发现通过给予CYP4V2基因敲除小鼠高脂饮食可加速视网膜病变进展，表明血脂水平变化不仅是BCD患者的相关因素，而且还是危险因素[14]。最新一项研究发现，在由BCD患者来源的多能诱导干细胞分化所得的RPE细胞中，多不饱和脂肪酸羟基化过程受损并大量堆积，导致氧化应激下线粒体自噬通路受损，从而引起RPE细胞死亡[15]。针对CYP4V2蛋白在脂肪酸代谢过程中的生理功能研究虽然取得了一定进展，但仍有待进一步的研究。

三、病例点评

本例病例为中年男性，患者在20岁时发病，主诉夜盲，呈缓慢进展型，眼底表现为后极部结晶样颗粒改变，伴OCT中RPE上的点状高反光，为BCD患者的典型眼底表现。虽至病程晚期，BCD患者亦可表现为典型的RP三联征，但BCD患者常在20～30岁时出现夜盲，较RP起病晚且症状轻，加之典型眼底结晶样颗粒改变及OCT检查可辅助诊断，此外结晶样视网膜变性以后极部病变为主，而RP多从中周部起病，黄斑区多在晚期才受累，因而结晶样视网膜变性患者视力下降和中心视野缺损更为明显。值得注意的是，BCD患者双眼疾病发展可能不对称，良好的视力结果可能与视网膜损伤程度不相符，已有研究报道疾病表现和发展存在高度异质性。针对临床表型不典型的患者可通过基因检测明确诊断。病变晚期BCD患者可出现严重的视力丧失、广泛的视网膜脉络膜萎缩、结晶样病变减少、ERG无波形等，与无脉络膜症临床表现相似，仅通过眼底检查往往难以鉴别，需通过基因检测明确诊断。

四、延伸阅读

尽管BCD在西方人群中较为罕见（约1∶67 000），但在亚洲人群中相对多见（＞1∶25 000），故此探究BCD发病机制及治疗方案已成为国内研究学者及医药行业从业者的一个共同的刻不容缓的目标。最新研究结果已经表明通过基因治疗，即利用腺相关病毒载体（AAV）将正常CYP4V2基因递送到视网膜下进而弥补因该基因突变造成的功能缺陷，可提高RPE细胞中CYP4V2蛋白酶活性，改善BCD小鼠模型的视力[15-17]。经过基因治疗后，在高脂饮食诱导的小鼠模型中观察到视网膜厚度恢复正常，异常ERG波形减少，表明BCD基因疗法具有潜在可治愈性[14]。目前，全球已有超过100个利用基因疗法治疗眼部疾病的临床试验，其中Reflection Bio开发的针对BCD的基因疗法药物RBIO-101，已被美国食品药物管理局（FDA）授予孤儿药资格认证（Orphan Drug Designation）。2022年8月9日，首都医科大学附属北京同仁医院魏文斌教授团队与上海天泽云泰生物医药有限公司合作研发的基因治疗性药物——VGR-R01注射剂（rAAV2/8-CYP4V2），获得在全球范围内针对BCD的首个新药临床试验审批。该基因疗法试验申请获得国家药品监督管理局药品审评中心（CDE）受理，目前正在招募BCD患者，将为更多BCD患者带来治愈的机会。

　　BCD患者的标准治疗包括每1～2年随访一次眼科医生，以监测疾病进展并观察黄斑裂孔、水肿、萎缩和脉络膜新生血管等并发症。对于BCD患者能够提供的治疗有限，目前的治疗大多仅针对并发症。既往研究报道乙酰唑胺可用于消退BCD患者黄斑囊样水肿并改善视觉功能[18]，抗血管内皮生长因子（VEGF）注射可用于治疗脉络膜新生血管[19]。早期诊断及时将BCD患者转诊至低视力专科医生有助于针对这种疾病患者进行管理，提高患者的生活质量。

（病例提供者：金子兵　首都医科大学附属北京同仁医院）

（点评专家：金子兵　黄智琴　首都医科大学附属北京同仁医院）

参考文献

[1]Krachmer J，Holland E.CORNEA[M].4th ed.Elsevier Mosby，2017：251-264.

[2]Jiao X，et al.Identification and population history of CYP4V2 mutations in patients with Bietti crystalline corneoretinal dystrophy[J].Eur J Hum Genet，2017，25（4）：461-471.

[3]Jin ZB，et al.Clinical and molecular findings in three Japanese patients with crystalline retinopathy[J].（0021-5155（Print）.

[4]Yin X，et al.Identification of CYP4V2 mutation in 36 Chinese families with Bietti crystalline corneoretinal dystrophy[J].Exp Eye Res，2016，146：154-162.

[5]Dai H，et al.Genotype and Ocular Phenotype in Sixteen Chinese Patients with Bietti Corneoretinal Crystalline Dystrophy[J].Curr Eye Res，2022，47（3）：436-442.

[6]Murakami Y，et al.Genotype and Long-term Clinical Course of Bietti Crystalline Dystrophy in Korean and Japanese Patients[J].Ophthalmol Retina，2021，5（12）：1269-1279.

[7]Zhang S，et al.Observation of the characteristics of the natural course of Bietti crystalline dystrophy by fundus fluorescein angiography[J].BMC Ophthalmol，2021，21（1）：239.

[8]Han XY，et al.A novel mutation of CYP4V2 gene associated with Bietti crystalline dystrophy complicated by choroidal neovascularization[J].Int J Ophthalmol，2022，15（6）：940-946.

[9]Kayabasi M，Atas F，Saatci AO.Unilateral macular neovascularization formation during the follow-up of a 15-year-old boy with Bietti crystalline dystrophy and the successful treatment outcome with a single intravitreal ranibizumab injection[J]. GMS Ophthalmol Cases，2023，13：p.Doc06.

[10]Li Q，et al.Characterization of Macular Neovascularization in Bietti Crystalline Dystrophy Using Multimodal Imaging Modalities[J].Retina，2023，43（4）：649-658.

[11]Ozbek M，Pehlivanoglu S，Artunay HO.Bietti crystalline dystrophy complicated by choroidal neovascularization treated with a single dose of aflibercept[J].Oman J Ophthalmol，2023，16（1）：142-144.

[12]Mataftsi A，et al.Bietti's crystalline corneoretinal dystrophy：a cross-sectional study[J].Retina，2004，24（3）：416-426.

[13]Vargas M，et al.Bietti Crystalline Dystrophy.BTI-GeneReviews（®）

[14]Qu B，et al.Treating Bietti crystalline dystrophy in a high-fat diet-exacerbated murine model using gene therapy[J].Gene Ther，2020，27（7-8）：370-382.

[15]Zhang Z，et al.PSCs Reveal PUFA-Provoked Mitochondrial Stress as a Central Node Potentiating RPE Degeneration in Bietti's Crystalline Dystrophy.1525-0024（Electronic）.

[16]Wang JH，et al.AAV2-mediated gene therapy for Bietti crystalline dystrophy provides functional CYP4V2 in multiple relevant cell models[J].Sci Rep，2022，12（1）：9525.

[17]Wu JH，et al.Haploinsufficiency of RCBTB1 is associated with Coats disease and familial exudative vitreoretinopathy[J].Hum Mol Genet，2016，25（8）：1637-1647.

[18]Broadhead GK，Chang AA.Acetazolamide for cystoid macular oedema in Bietti crystalline retinal dystrophy[J].Korean J Ophthalmol，2014，28（2）：189-191.

[19]Wang W，et al.Multimodal imaging features and genetic findings in Bietti crystalline dystrophy[J].BMC Ophthalmol，2020，20（1）：331.

病例22　无脉络膜症

一、病历摘要

（一）基本信息

患者男性，53岁。

主诉：因双眼进展性夜盲30年入院。

现病史：患者自诉30年前无明显诱因出现双眼夜间视力差，无眼红、眼痛、眼胀等不适。近年来，患者双眼夜盲症状逐渐进展，伴渐进性视物不清及视野缩窄，遂就诊于首都医科大学附属北京同仁医院。

既往史：患者既往体健，否认余眼病史。

家族史：否认近亲结婚家族史。

（二）专科检查

视力：右眼0.2，左眼0.4，裂隙灯检查：双眼晶状体轻度混浊，余眼前节正常，双眼眼底可见视盘色略淡、界欠清，视网膜血管狭窄，视网膜呈斑驳样改变，透见脉络膜大血管，视网膜色素上皮（RPE）萎缩变性、色素紊乱，黄斑结构欠清（病例22图1）。

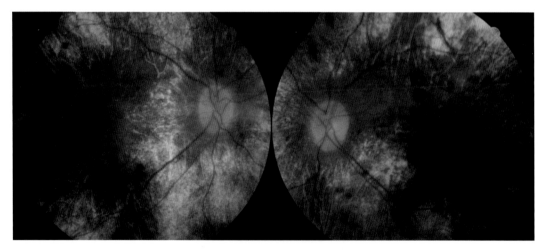

病例22图1　眼底彩照

注：双眼眼底可见视盘色略淡、界欠清，视网膜血管狭窄，视网膜呈斑驳样改变，透见脉络膜大血管，视网膜色素上皮（RPE）萎缩变性、色素紊乱，黄斑结构欠清。

（三）辅助检查

黄斑相干光断层扫描（OCT）示双眼黄斑区RPE及外层视网膜变薄（病例22图2）。基于全外显子测序平台，成功在*CHM*基因上检测到突变。针对先证者的基因变异进行家庭成员平行比对，结果符合家系共分离。

（四）临床诊断

双眼无脉络膜症。

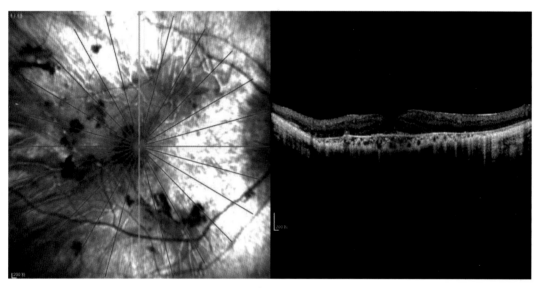

病例22图2　OCT

注：眼底自发荧光示双眼散在斑块状低自发荧光。OCT示双眼黄斑区RPE及外层视网膜变薄。

二、疾病介绍

无脉络膜症（Choroideremia，CHM）是一种以双眼进行性脉络膜毛细血管、视网膜色素上皮以及光感受器细胞萎缩为特征的致盲性遗传性视网膜变性疾病。1872年由澳大利亚眼科医生Ludwig Mauthnuer首次报道。最初无脉络膜症被描述为先天性无脉络膜发育不良，后经过长期观察发现脉络膜与色素上皮呈现进行性萎缩的特征，直至1990年科学家们通过定位克隆发现*CHM*基因，无脉络膜症才被正确认识[1, 2]。该疾病较为少见，发病率为1/100 000～1/50 000[3]。因其遗传方式为X连锁隐性遗传，患者多为男性，女性多为携带者。

临床表现：该病的男性患者发病较早，症状从早期的（10～20岁）进行性进展的夜盲症逐渐发展为周边视野缺失，视力下降，到晚期仅存中心管状视野，最终可致失明，女性携带者一般无症状。

眼底表现：早期眼底赤道部可出现点片状脉络膜萎缩及对应区域色素脱失，中周部视网膜色素上皮呈板块状缺失并逐渐融合，病变由周边逐渐往后极部发展，可透见暴露脉络膜大血管，病程晚期RPE及脉络膜毛细血管层萎缩、消失，眼底可见巩膜白色反光，病程长期进展可累及黄斑导致黄斑区完全萎缩。

OCT：早期可表现为黄斑中心凹变厚[4]，后随疾病进展黄斑区RPE及外层视网膜变薄，20%～62.5%无脉络膜症患者可出现黄斑囊样水肿[5, 6]。OCT血管造影（OCTA）可用于量化评估无脉络膜症患者眼底脉络膜新生血管情况，可表现为中央保存的视网膜残留岛和周围萎缩区的深毛细血管丛及萎缩区脉络膜毛细血管出现显著异常[7, 8]。

FFA：病变早期可见RPE斑点状色素缺失，透过缺失区域可见脉络膜荧光；随着病情进展，视网膜色素上皮萎缩区可清晰观察到脉络膜血管形态；病程晚期仅存黄斑区、视盘强荧光及脉络膜大血管显影。

ERG：早期可正常，后期明视反应中重度下降，暗视反应重度下降，最终ERG呈熄灭型。

视野：早期多表现为环状暗点，随后视野缺损逐渐增大，晚期仅存中心视野。

遗传特征：无脉络膜症为X染色体隐性遗传病，致病基因为CHM基因，位于Xq21.2。至今，已报道逾280个位于CHM基因上的突变，包括无义、移码、缺失、插入、重复、错义和剪接位点突变，其中无义及移码突变占70%[9, 10]。该基因编码Rab护送蛋白异构体Ⅰ（REP-1）。REP在Rab蛋白家族的活化过程中起关键作用，Rab蛋白负责调节细胞外泌和内吞通路。REP从胞浆中捕获游离的Rab并将其呈递给Rab香叶基转移酶（GGTase），自身成为GGTase蛋白酶的组分之一，Rab蛋白被激活后参与控制分泌和内吞途径的蛋白质运输过程。虽然REP-1蛋白在人体各组织中均有表达，无脉络膜症患者其他所有细胞中也缺乏REP-1，但视网膜和脉络膜是唯一受影响的结构。

研究发现：①与REP-1相似的REP-2大约占75%，足以激活除视网膜和脉络膜以外的细胞中的Rab蛋白[11]；②比起REP-2，REP-1更优先、有效结合激活Rab27a蛋白，而Rab27a在RPE和脉络膜毛细血管中高度表达[12]，可以解释虽然CHM基因在人体各组织中广泛表达，但CHM基因突变患者仅表现为眼底异常，而无其他组织受累。

三、病例点评

本例病例为男性患者，主诉夜盲，呈缓慢进展型，伴视力下降，眼底表现为弥漫性RPE及脉络膜毛细血管组织萎缩，脉络膜大血管暴露。该疾病早期易与原发性视网膜色素变性（RP）相混淆，尤其难与X连锁性视网膜变性（XLRP）区分。因此对于疑似RP的男性患者，特别是家族史和（或）家系调查证实为性连锁遗传者，应想到排除无脉络膜症的可能。其一，无典型的骨细胞样色素沉着、血管相对正常和无视盘改变有助于两者的鉴别；其二，无脉络膜症的黄斑功能保持时间比起XLRP相对较长；其三，无脉络膜症的晚期眼底较为典型，可见黄斑区棕红色残留"岛"，有助于鉴别。此外，回旋状脉络膜萎缩亦表现为脉络膜视网膜萎缩，黄斑较晚受累，仅通过眼底检查无法区分，鉴别诊断主要依靠无脉络膜症的家族史（母系遗传，患者为男性）、回旋状脉络膜萎缩中期的典型眼底改变（回旋状萎缩区）、回旋状脉络膜萎缩患者异常检验结果（鸟氨酸水平显著升高）。晚期严重萎缩时，应与弥漫性脉络膜毛细血管萎缩（常染色体显性遗传）、白化病（无夜盲、视野改变）和病理性近视（进展性近视）等鉴别。因此仅通过临床表现常较难早期诊断无脉络膜症，基因诊断可帮助早期诊断。

四、延伸阅读

目前，无脉络膜症的诊断已有详细的诊断标准，基因治疗是近年来被认为最有可能实现的治疗方法。通过AAV2载体，将编码REP1蛋白的重组人类cDNA递送到*CHM*突变患者眼中表达，可弥补患者视网膜组织中REP1的缺陷。在2014年发表于《柳叶刀》杂志的一项多中心1/2期临床试验结果，6名无脉络膜症患者在接受了视网膜下注射携带*CHM*基因的AAV2病毒载体半年后，治疗眼平均增加3.8个ETDRS字母，而对照眼中平均增加1.5个。由于样本量小，当时的研究未进行显著分析统计[13]。2018年一项包括14例无脉络膜症患者的临床试验发现，受试者最佳矫正视力平均提高4.5个字母，其中6只治疗眼获得超过一行的视力改善[14]。迄今为止，全球共有6个利用病毒载体治疗无脉络膜症的临床试验项目已宣布完成，受试者中AAV2介导的基因治疗的安全试验也已经完成（详见https://clinicaltrials.gov/search?cond=Choroideremia，见病例22表1）。

病例22表1　利用病毒载体治疗无脉络膜症的临床试验项目

NCT Number	Study Title	Conditions	Interventions	Sponsor
NCT02553135	Choroideremia Gene Therapy Clinical Trial	Choroideremia	BIOLOGICAL：Injection of AAV2-REP1（10e11 vg）	Byron Lam
NCT02077361	An Open Label Clinical Trial of Retinal Gene Therapy for Choroideremia	Choroideremia	GENETIC：rAAV2. REP1 vector	University of Alberta
NCT01461213	Gene Therapy for Blindness Caused by Choroideremia	Choroideremia	DRUG：rAAV2. REP1	University of Oxford
NCT02671539	THOR – Tübingen Choroideremia Gene Therapy Trial	Choroideremia	GENETIC：rAAV2. REP1	STZ eyetrial

续表

NCT Number	Study Title	Conditions	Interventions	Sponsor
NCT02407678	REP1 Gene Replacement Therapy for Choroideremia	Choroideremia	GENETIC：AAV-mediated REP1 gene replacement	University of Oxford
NCT02341807	Safety and Dose Escalation Study of AAV2-hCHM in Subjects With CHM （Choroideremia）Gene Mutations	Choroideremia CHM （Choroideremia）Gene Mutations	BIOLOGICAL：AAV2-hCHM	Spark Therapeutics
NCT02670980	Compensation for Blindness With the Intelligent Retinal Implant System （IRIS V2）in Patients With Retinal Dystrophy	Retinitis Pigmentosa Cone Rod Dystrophy Choroideremia	DEVICE：Intelligent Retinal Implant System	Pixium Vision SA
NCT01864486	Restoring Vision With the Intelligent Retinal Implant System （IRIS V1）in Patients With Retinal Dystrophy	Retinitis Pigmentosa Cone Rod Dystrophy Choroideremia	DEVICE：Intelligent Retinal Implant System	Pixium Vision SA
NCT04483440	Dose Escalation Study of Intravitreal 4D-110 in Patients With Choroideremia	Choroideremia	BIOLOGICAL：4D-110	4D Molecular Therapeutics

值得注意的是，由于不同患者疾病进展存在差异，眼科医生应根据患者眼底情况对视网膜下靶向注射的具体区域及病毒颗粒浓度做出相应调整。此外，手术医师不应忽视视网膜下注射可能导致注射区域出现空腔扩张，视网膜组织可能出现炎症反应及视网膜脱离等风险，应尽量避免术中过度拉伸视网膜或使病毒反流入玻璃体腔等意外。在撰写本篇内容时，关于视网膜下基因注射技术和结果的很少，有待眼科同道们共同完善。

（病例提供者：金子兵　首都医科大学附属北京同仁医院）
（点评专家：金子兵　黄智琴　首都医科大学附属北京同仁医院）

参考文献

[1]Cremers FP, et al.Cloning of the breakpoints of a deletion associated with choroidermia[J].Hum Genet, 1990, 86（1）: 61-64.

[2]Bokhoven Hv, et al.Cloning and characterization of the human choroideremia gene[J].Human Molecular Genetics, 1994, 3（7）: 1041-1046.

[3]Brambati M, et al.Choroideremia: Update On Clinical Features And Emerging Treatments[J].Clin Ophthalmol, 2019, 13: 2225-2231.

[4]Khan KN, et al.Clinical and Genetic Features of Choroideremia in Childhood[J].Ophthalmology, 2016, 123（10）: 2158-2165.

[5]Syed R, et al.High-resolution images of retinal structure in patients with choroideremia[J].Invest Ophthalmol Vis Sci, 2013, 54（2）: 950-961.

[6]Genead MA, Fishman GA.Cystic macular oedema on spectral-domain optical coherence tomography in choroideremia patients without cystic changes on fundus examination[J].Eye, 2011, 25（1）: 84-90.

[7]Patel RC, et al.Optical Coherence Tomography Angiography of Choroidal Neovascularization in four inherited retinal dystrophies.2018: 1539-2864（Electronic）.

[8]Arrigo AAO, et al.Reduced vessel density in deep capillary plexus correlates with retinal layer thickness in choroideremia.2021: 1468-2079（Electronic）.

[9]Coussa RG, Traboulsi EI.Choroideremia: a review of general findings and pathogenesis[J]. Ophthalmic Genet, 2012, 33（2）: 57-65.

[10]Furgoch MJ, et al.Molecular genetic diagnostic techniques in choroideremia[J].Mol Vis, 2014, 20: 535-544.

[11]Sarkar H, Moosajee M.Choroideremia: molecular mechanisms and therapies[J].Trends Mol Med, 2022, 28（5）: 378-387.

[12]Seabra MC, Ho YK, Anant JS.Deficient geranylgeranylation of Ram/Rab27 in choroideremia[J].J Biol Chem, 1995, 270（41）: 24420-24427.

[13]MacLaren RE, et al.Retinal gene therapy in patients with choroideremia: initial findings from a phase 1/2 clinical trial.2014: 1474-547X（Electronic）.

[14]Xue K, et al.Beneficial effects on vision in patients undergoing retinal gene therapy for choroideremia[J].Nat Med, 2018, 24（10）: 1507-1512.

病例23　常染色体显性玻璃体视网膜脉络膜病变

一、病历摘要

（一）基本信息

患者女性，27岁。

主诉：夜盲17年，伴视力下降2年。

现病史：患者17年前出现夜盲，白天视力正常；近2年夜盲加重且伴明显视力下降。双眼高度近视。

既往史：否认其他全身病史。

家族史：母亲高度近视及夜盲，姥姥夜盲，已失明10年，姥姥的父亲、哥哥及其女儿视力差。父母非近亲婚配。

（二）专科检查

患者（先证者）右眼矫正视力0.3，左眼矫正视力0.15。显然验光：右眼−20.75DS，左眼−23.00DS。右眼眼压15mmHg，左眼眼压14mmHg。双眼角膜直径9.5mm，前房中深，晶体后囊混浊，玻璃体混浊（病例23图1）。双眼豹纹状眼底，视盘界清色淡，颞侧见萎缩弧，视网膜血管偏细，黄斑中心凹反光消失，从赤道部到锯齿缘视网膜见边界清晰的环形浓密色素带，色素带内见细小白色点状改变；左眼鼻侧色素带后缘至视盘下方处可见明显纤维化的浓缩玻璃体，与视网膜相连（病例23图2）。

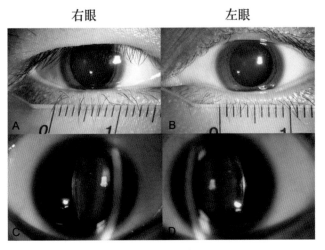

病例23图1　先证者外眼像及晶体裂隙灯照相

（三）辅助检查

眼底自发荧光（fundus autofluorescence，FAF）显示双眼后极部广泛低自发荧光，右眼黄斑区小片环状稍高荧光。相干光断层扫描成像（optical coherence tomography，OCT）显示双眼视网膜及脉络膜广泛萎缩变薄，右眼黄斑区残留椭圆体带，黄斑前膜；左眼玻璃体牵拉，视网膜层间劈裂，视网膜皱褶（病例23图2）。视网膜电流图（electroretinogram，ERG）示视杆反应右眼振幅中重度下降，左眼振幅重度下降；视锥反应双眼振幅重度下降，左眼重于右眼（病例23图3）。眼部彩超：右眼玻璃体内可见弱点状、条带状回声，与后极部球壁回声相连；左眼玻璃体内可见点条状及不规则形带状回声，与后极部球壁回声相连，并牵拉球壁回声局限隆起，其上未见血流信号，后极部回声不规则后凹。右眼眼轴25.55mm，左眼眼轴24.80mm。

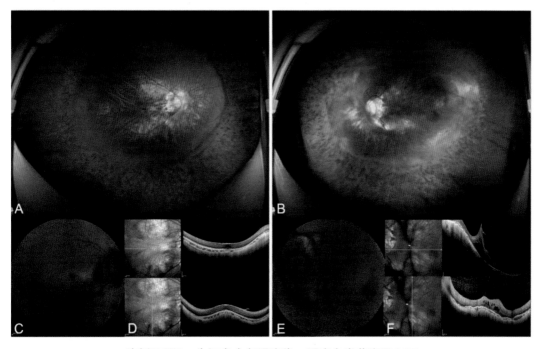

病例23图2　先证者广角眼底像、眼底自发荧光及OCT

先证者母亲，48岁，18岁起夜盲，30岁出现视力下降。45岁时因晶体混浊行双眼白内障超声乳化联合人工晶体植入术。既往高血压2年。右眼视力0.12，左眼视力0.1。双眼眼球震颤，角膜直径10mm，前房深，人工晶体在位（病例23图4）。双眼眼底表现与先证者相似，高度近视眼底改变，后极部见多处局灶性视网膜脉络膜萎缩，周边部环形色素带较窄，右眼下方色素较多，上方及颞侧仅见少量色素；左眼颞侧色素浓厚，色素沉着区域见细小白色颗粒样改变，鼻侧色素较少，双眼玻璃体混浊，但均未见明显玻璃体纤维状变性及牵拉。OCT隐约见双眼视网膜全层及脉络膜广泛萎缩，细节不清。FAF示双眼视盘周围荧光缺损，后极部散在斑片状荧光缺损，余眼底广泛低荧光（病例23图5）。ERG显示双眼视杆、视锥和最大反应振幅中重度降低。

余患病家属未行眼科检查及基因检测。

基因检测结果显示患者及其母亲携带*BEST1*基因第四外显子杂合变异：c.256G＞A，p.（Val86Met），HGMD已报道，ACMG分级为致病性变异（病例23图6）。

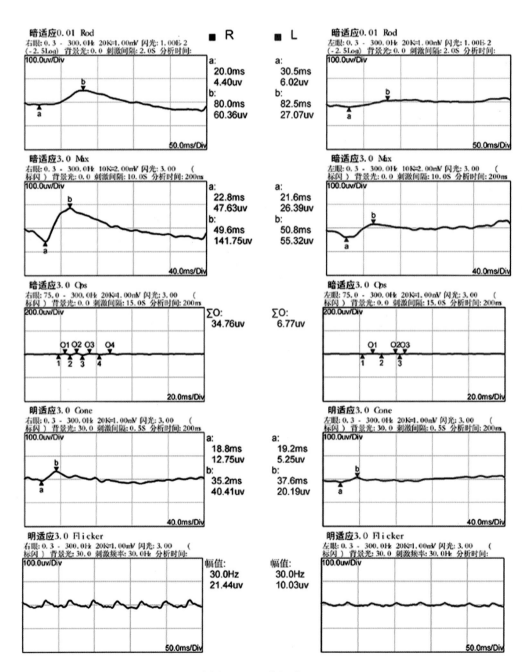

病例23图3　先证者ERG

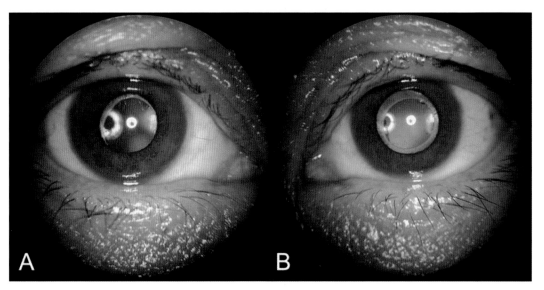

病例23图4 先证者母亲外眼像

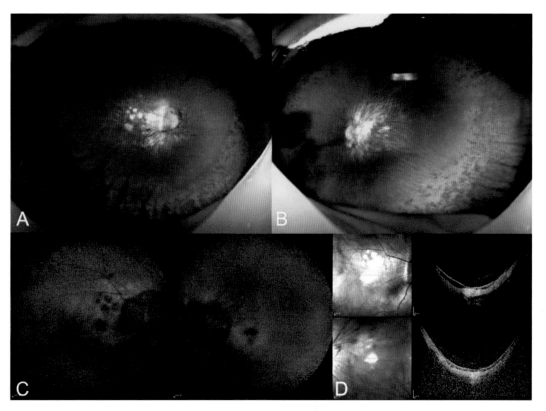

病例23图5 先证者母亲广角眼底像，自发荧光及OCT

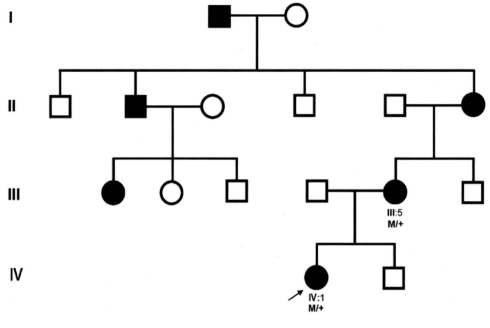

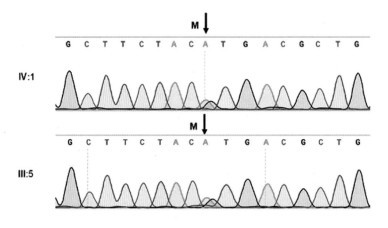

病例23图6　家系图及基因检测结果

（四）临床诊断

双眼常染色体显性玻璃体视网膜脉络膜病变。

二、疾病介绍

常染色体显性玻璃体视网膜脉络膜病变（Autosomal dominant vitreoretinochoroidopathy，ADVIRC）由Kaufman等人于1982年首次报道[1]。Reddy于2003年报道一种类似ADVIRC的

表型，包括小角膜（microcornea）、杆锥细胞营养不良（rod-cone dystrophy）、白内障（cataract）和后巩膜葡萄肿（posterior staphyloma），并将其命名为MRCS[2]。之后有研究发现ADVIRC也可以表现出MRCS样的视网膜改变、窄房角、早发白内障等，因此倾向于认为此两种表型实际为同一种疾病，现在多用ADVIRC[3]。该病极罕见，目前全世界仅有12个家系的报道[1, 2, 4-8]。患者在二十岁之前多无症状，成年后逐渐出现夜盲、畏光、视野缺损等，视力缓慢下降[8]。

ADVIRC呈现明显的常染色体显性（autosomal dominant，AD）遗传模式，于2004年被Yardley证实是由BEST1基因变异导致[4]。目前已报道的致病变异仅有5个，均为错义变异，分别为：c.248G＞A p.G83D，c.256G＞A p.V86M，c.704T＞C p.V235A，c.707A＞G p.Y236C，和 c.715G＞A p.V239M[4, 5, 7]。这5个变异集中在离子通道的颈部，因此被认为对于离子通道的转运具有重要作用。既往认为，引起ADVIRC的变异（p.V86M，p.V235A，p.Y236C，p.V239M）是通过影响前体RNA剪接，导致外显子跳读或延长，产生功能异常的截短或增长蛋白而致病。近几年应用诱导多能干细胞分化来的RPE细胞（induced pluripotent stem cell-derived RPE，iPSC-RPE）进行的研究发现p.V235A和p.V86M并不会改变RNA剪接，而是通过引起bestrophin 1蛋白在细胞的定位发生错误或者增强离子转运而致病[6, 9]。

典型的眼底表现为周边部视网膜脉络膜萎缩，伴有从锯齿缘到赤道部的360度边界清晰的环状高色素带，与正常视网膜分界明确，在色素沉着区域可见细小白色点状改变，还可见黄斑囊样水肿、视网膜前新生血管、玻璃体色素细胞、纤维化样的玻璃体浓缩、出血等改变[8]。FAF显示黄斑病灶处为低自发荧光，其周围环绕高自发荧光边界。EOG中表现出下降的Arden比，ERG显示暗适应异常的a波和b波[8]。此外，部分患者合并小角膜、小眼球、青光眼和早发白内障。不同ADVIRC患者眼部表型差异大，一些患者可表现为类似高度近视甚至病理性近视的眼底改变，包括豹纹状眼底、萎缩弧和后巩膜葡萄肿等，而有的患者则表现为相对正常的后极部视网膜；不同患者的眼轴、角膜及晶体状态差异也较大，因此其屈光状态不一，可从高度远视到高度近视[8]。

ADVIRC主要与以下两种疾病进行鉴别：

视网膜色素变性（retinitis pigmentosa，RP）：RP与ADVIRC患者的发病年龄及首发症状类似，周边部视网膜均有色素沉着，但RP患者色素呈骨细胞样，分布区域不规律，且与正常视网膜之间没有明确分界；RP无玻璃体浓缩、纤维化，视网膜前无大片膜状牵拉及新生血管；单纯性RP患者不合并小角膜、小眼球、青光眼[10]。

Wagner玻璃体视网膜病变（Wagner vitreoretinopathy，WVR）：WVR是由VCAN基因变异导致的疾病，呈AD遗传。WVR患者也表现为进展性的视网膜脉络膜萎缩、近视、玻璃体变性、视网膜脱离、早发性白内障等，部分患者可发生青光眼；但其发病年龄较ADVIRC早，在儿童期即表现出视力下降，多数患者出现视网膜脱离[11,12]。WVR患者周边视网膜无边界清晰的色素带，也不合并小角膜、小眼球。

目前尚无针对ADVIRC的治疗方法，多为针对并发症的治疗，如早发性白内障行白内障超声乳化联合人工晶体植入术，但由于眼底病变仍存在，视力提升有限。

三、病例点评

常染色体显性玻璃体视网膜脉络膜病变十分罕见，本例患者来自呈典型常染色体显性遗传的大家系，先证者及其母亲眼科检查资料非常详细。ADVIRC患者多于成年后出现夜盲，就诊时易被误诊为RP，尤其易被误诊为同样表现为豹纹状眼底的X连锁RP；与RP多表现为周边部视网膜骨细胞样色素不同的是，ADVIRC表现为特征性的从锯齿缘到赤道部360度边界清晰的环状高色素带。详细询问家族史以及利用广角眼底照相易与RP相鉴别。ADVIRC并非单纯的视网膜病变，还影响脉络膜、玻璃体、晶状体、角膜以及全眼球的发育；多数患者青年时期即出现白内障，明显影响视力，此外，玻璃体纤维化并牵拉视网膜也是另一造成视力明显受损的原因。目前尚无有效治疗方法，但是进行基因检测从而指导生育十分必要。

四、延伸阅读

目前尚无针对ADVIRC的药物治疗。iPSC-RPE移植已被认为是一种安全的治疗方法。应用健康的iPSC-RPE细胞或经过基因编辑的患者来源的iPSC-RPE细胞替代受损的RPE，理论上是一种可以应用于ADVIRC的治疗方法[3]。

（病例提供者：李　杨　首都医科大学附属北京同仁医院）

（点评专家：李　杨　石　婕　首都医科大学附属北京同仁医院）

参考文献

[1]Kaufman SJ，Goldberg MF，Orth DH，et al.Autosomal dominant vitreoretinochoroidopathy[J]. Archives of Ophthalmology（Chicago，Ill：1960），1982，100（2）：272-278.

[2]Reddy MA，Francis PJ，Berry V，et al.A clinical and molecular genetic study of a rare dominantly inherited syndrome（MRCS）comprising of microcornea，rod-cone dystrophy，cataract，and posterior staphyloma[J].The British Journal of Ophthalmology，2003，87（2）：197-202.

[3]Johnson AA，Guziewicz KE，Lee CJ，et al.Bestrophin 1 and retinal disease[J].Progress in retinal and

eye research，2017，58：45-69.

[4]Yardley J，Leroy BP，Hart-Holden N，et al.Mutations of VMD2 splicing regulators cause nanophthalmos and autosomal dominant vitreoretinochoroidopathy（ADVIRC）[J].Investigative ophthalmology & visual science，2004，45（10）：3683-3689.

[5]Burgess R，MacLaren RE，Davidson AE，et al.ADVIRC is caused by distinct mutations in BEST1 that alter pre-mRNA splicing[J].Journal of medical genetics，2009，46（9）：620-625.

[6]Carter DA，Smart MJ，Letton WV，et al.Mislocalisation of BEST1 in iPSC-derived retinal pigment epithelial cells from a family with autosomal dominant vitreoretinochoroidopathy（ADVIRC）[J]. Scientific reports，2016，6：33792.

[7]Chen Connie J，Kaufman Stuart，Packo Kirk，et al.Long-Term Macular Changes in the First Proband of Autosomal Dominant Vitreoretinochoroidopathy（ADVIRC）Due to a Newly Identified Mutation in BEST1[J].Ophthalmic Genetics，2016，37（1）：102-108.

[8]Boulanger-Scemama Elise，Sahel Jose-Alain，Mohand-Said Saddek，et al. Autosomal dominant vitreoretinochoroidopathy：When Molecular Genetic Testing Helps Clinical Diagnosis[J].Retina（Philadelphia，Pa），2019，39（5）：867-878.

[9]Nachtigal AL，Milenkovic A，Brandl C，et al.Mutation-Dependent Pathomechanisms Determine the Phenotype in the Bestrophinopathies[J].International journal of molecular sciences，2020，21（5）.

[10]Ayuso Carmen，Millan Jose M.Retinitis pigmentosa and allied conditions today：a paradigm of translational research[J].Genome Medicine，2010，2（5）：34.

[11]Meredith Sarah P，Richards Allan J，Flanagan Declan W，et al.Clinical characterisation and molecular analysis of Wagner syndrome[J].The British Journal of Ophthalmology，2007，91（5）：655-659.

[12]Zhong Junwei，Shi Jie，Zhang Xiaotian，et al.A novel splicing variant of VCAN identified in a Chinese family initially diagnosed with familial exudative vitreoretinopathy[J].Molecular Genetics & Genomic Medicine，2023，11（2）：e2083.

病例24　家族性渗出性玻璃体视网膜病变

一、病历摘要

（一）基本信息

患儿男性，7岁。

主诉：发现双眼视力差6年余。

现病史：患儿3个月大时，家长偶然发现其视力差、视物歪头，就诊于当地医院，检查发现双眼晶状体混浊，未予特殊治疗。为求进一步诊治，2018年6月于我院就诊。

既往史：患儿为足月剖宫产，出生体重正常，否认出生后吸氧史，其母孕期无异常。患儿家长否认患儿全身病史。

家族史：患儿父亲有类似病史。患儿父母非近亲婚配（病例24图1A）。

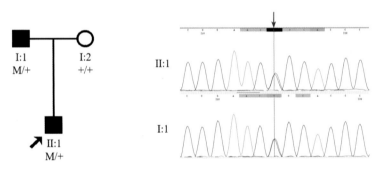

M: *LRP5*, c.2635C>T,p.R879C　　　　M: *LRP5*, c.2635C>T,p.R879C

病例24图1　患儿家系图及基因检测结果

注：A：患儿的家系图及家系成员携带致病变异情况；B：患儿及其父亲的Sanger测序结果。

（二）专科检查

最佳矫正视力：右眼0.05，左眼0.1。双眼球水平震颤，双眼结膜未见充血，角膜清亮，前房深度正常，双眼晶状体不同程度混浊。

（三）辅助检查

眼底检查：双眼视盘色淡红，右眼视网膜皱襞牵拉颞侧周边视网膜脱离，累及黄斑；左眼视盘血管向颞侧牵拉，视网膜血管走行僵直，上下血管弓夹角小，黄斑向颞侧移位，颞侧周边视网膜脱离。

荧光素眼底血管造影（FFA）：右眼静脉期，视盘边界清，视盘颞侧至周边部可见条形高荧光，其内可见视网膜血管（视网膜皱襞），拱环结构显示不清，各方向视网膜血管走行变直，分支增多，远周边部血管中断，颞侧周边部视网膜漂浮感；晚期视盘边界可，周边部血管壁染渗漏。左眼静脉期，血管弓夹角变小，拱环变形，各方向视网膜血管走行变直，分支增多，远周边部血管中断，颞侧周边部视网膜漂浮感，可见团状高荧光（视网膜新生血管），明显渗漏，其余同右眼；晚期视盘边界可，上述新生血管、周边部血管末梢持续渗漏。

眼部B超：右眼玻璃体内可见弱点条状及条带状中强回声，起自视盘向颞侧周边球壁延续，并与颞侧晶状体后表面及颞侧球壁回声紧密相贴，动度（−），CDFI其上可见血流信号，超声弹性检查（−）；左眼玻璃体内可见少量弱点状、条带状回声，不与后极部球壁回声相连，动度（+），后运动（+），CDFI未见异常血流信号，超声弹性检查（−）。结论：双眼玻璃体混浊，右眼视网膜脱离可能大（病例24图2）。

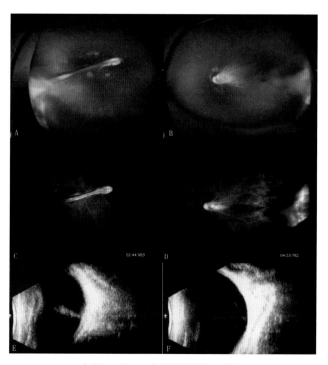

病例24图2 患儿眼科检查资料

注：A、B：患儿右、左眼广角眼底照片，可见右眼视网膜皱襞累及黄斑，左眼视盘血管向颞侧牵拉，双眼颞侧周边视网膜脱离；C、D：患儿右、左眼FFA静脉期图像，可见右眼视网膜皱襞呈高荧光，左眼血管弓夹角变小，双眼各方向视网膜血管走行变直，分支增多，远周边部血管中断，颞侧周边部视网膜漂浮感，左眼颞侧周边新生血管呈团状高荧光；E、F：患儿右、左眼眼部B超图像，可见右眼玻璃体内条带状中强回声连接视盘与颞侧晶状体后表面，左眼玻璃体内少量弱点状、条带状回声不与后极部球壁回声相连。

患儿父亲眼科检查：双眼最佳矫正视力1.0，双眼无眼球震颤，双眼前节检查未见明显异常。眼底检查：双眼后极部未见明显异常。FFA：双眼后极部未见明显异常荧光，各象限视网膜远周边血管走行直、分支多，血管中断，可见新生血管团状荧光渗漏。

基因检测：先证者（Ⅱ：1）检测到LRP5基因第12号外显子存在一个杂合错义变异（c.2635C>T，p.R879C），父亲（Ⅰ：1）杂合携带该变异（病例24图1）。根据基因检测结果确定遗传方式为常染色体显性遗传。

（四）临床诊断

双眼家族性渗出性玻璃体视网膜病变。

二、疾病介绍

（一）概述

家族性渗出性玻璃体视网膜病变（Familial exudative vitreoretinopathy，FEVR）由Criswick和Schepens首次描述[1]，是一种遗传性视网膜血管发育异常造成的玻璃体视网膜疾病，主要临床表现包括视网膜颞侧周边无血管区、血管僵直、分支增多，视网膜新生血管形成，视网膜皱襞，视网膜脱离等。患者为双眼发病，但可不对称。该病具有高度临床异质性，同一家系中的患者表现可从无症状到严重不等。该病核心病理机制为视网膜血管发育不完全。目前明确的致病基因包括FZD4、LRP5、NDP、TSPAN12、KIF11、ZNF408等[2]，此外CTNNB1[3]、JAG1[4]等基因也被报道与FEVR相关。

（二）遗传学及发病机制

FEVR的遗传方式包括常染色体显性（autosomal dominant，ad）遗传、常染色体隐性（autosomal recessive，ar）遗传和X染色体连锁（X-linked，XL）遗传。ad为FEVR最主要的遗传方式，占90%以上；ar遗传偶有报道，主要由LRP5基因变异引起；NDP基因变异导致的FEVR以XL方式遗传。

目前已知多种基因变异可导致FEVR。FZD4编码卷曲蛋白4，可致adFEVR，是首个被证实的FEVR致病基因；LRP5编码LRP5蛋白，可致adFEVR及arFEVR，LRP5基因变异所致的FEVR患者可伴有骨密度异常；NDP编码Norrin蛋白，可致XL-FEVR及Norrie病，后者患者出生时视力极低，并伴有智力障碍、幼年期进展性耳聋等全身异常；此外，TSPAN12、KIF11、ZNF408、CTNNB1、JAG1等均可致adFEVR。

视网膜血管发育机制复杂，至今尚未完全明了。目前比较公认的关键通路为Wnt通路，在视网膜中参与调控眼睛发育和血管生成。FZD4、LRP5、NDP三个FEVR相关基因已被证实与该通路有关。Wnt通过两种途径发挥作用，经典途径涉及β-连环蛋白的激活，而非经典途径涉及钙信号。经典途径激活时，β-连环蛋白降解受抑制，进入细胞核与T细胞因子（TCF）/淋巴增强因子（LEF）作用，开启靶基因表达。非经典途径介导细胞骨架组织和细胞迁移，推测Wnt信号通路通过经典途径上调内皮细胞生长，随后刺激细胞骨架重排和细胞增生，通过非经典途径形成新血管。另外，Norrin信号通路也与视网膜血管生成有关。参与Norrin通路的基因包括了参与Wnt通路的基因和TSPAN12。该通路激活时，Norrin蛋白和TSPAN12编码的四旋蛋白协同作用诱导FZD4/LRP5复合体的多聚化，从而活化β-连环蛋白转录通路[2, 5]。

（三）临床特点

1. 首诊　本病可于任何年龄段起病，发病年龄越早，病情越重。首诊原因多种，多数无特异性，包括白瞳、斜视、弱视、眼球震颤、视力下降、飞蚊症、屈光不正、并发白内障、玻璃体积血、视网膜脱离等。部分患者虽然有周边血管异常，但可终生不表现明显症状。

2. 眼底表现　特征性表现为周边视网膜无血管区，通常在颞侧周边呈"V"形。视网膜血管分支增多，走行僵直，可呈柳条状，以颞侧周边最常见。还可观察到动静脉短路、圆周血管等异常血管[6]。部分患者在血管-无血管交界区可见新生血管形成、纤维增生牵拉黄斑和视网膜血管不同程度向颞侧偏移、形成视网膜皱襞。皱襞自视盘发出，终止于颞侧周边视网膜或颞侧晶体后。随着病情发展，视网膜出现不同程度的脱离及视网膜下渗出，累及或不累及黄斑。疾病终末期视网膜全脱离，可呈闭合漏斗状。

3. FFA检查　FEVR诊断的金标准。大部分轻症患者后极部视网膜无异常，只有在FFA检查中才能发现病变。FFA可清晰地观察到周边异常血管、末端毛刷状血管、毛细血管扩张、无血管区及新生血管渗漏等。

4. 眼部B超　由于FFA对终末期FEVR的诊断无特异性，此时可行眼部B超检查。B超下可见条带状中强回声连接视盘与周边球壁或晶体后，发生视网膜脱离的患者B超下可见玻璃体内团状回声或T形带状回声。需注意与视网膜母细胞瘤鉴别。

（四）疾病分期

Kashani等将FEVR分为5期[6]。1期：视网膜周边存在无血管区，或伴有视网膜内的异常新生血管；1A：不伴视网膜渗出或渗漏；1B：伴有视网膜渗出或渗漏。2期：视网膜周边无灌注区可见位于玻璃体视网膜交界面的视网膜新生血管；2A：不伴视网膜渗出或渗漏；2B：伴有视网膜渗出或渗漏。3期：未累及黄斑的部分视网膜脱离；3A：不伴视网膜渗出或渗漏；3B：伴有视网膜渗出或渗漏。4期：累及黄斑的部分视网膜脱离；4A：不伴视网膜渗出或渗漏；4B：伴有视网膜渗出或渗漏。5期：全视网膜脱离；5A：开放型漏斗；5B：闭合型漏斗。

该分期标准用于描述疾病的严重程度，指导治疗，提示预后。

（五）诊断

1. 病史　双眼患病、有家族史、无早产史、无吸氧史。

2. FFA检查　是临床诊断本病的主要标准。检查可见周边视网膜血管中断，无血管区形成。

3. 基因检测　检出FEVR相关致病基因变异。

（六）鉴别诊断

1. 早产儿视网膜病变（ROP）　ROP与FEVR均为视网膜血管发育性疾病，眼底表现难以区分。ROP患儿为小胎龄、低体重、不规范吸氧的早产儿，通常无家族史，详细询问出生史和检查父母眼底可鉴别。

2. 永存胚胎血管（PFV）　是一种由于胚胎期原始玻璃体、玻璃体血管未正常退化而导致的先天性眼部疾病，主要表现为玻璃体腔内连于视盘、悬浮的纤细血管或纤维血管条索。多为散发，绝大部分单眼发病，无性别差异。

3. Coats病　以视网膜毛细血管扩张、视网膜下脂质渗出、渗出性视网膜脱离为特征。FFA可见血管异常扩张，呈囊样或串珠样病变。多为散发，绝大部分单眼发病，多见于男童，女童或成人患者非常少见。

4. 色素失禁症（IP）　又称Bloch-Sulzberger病，多见于女性，是一种X连锁显性遗传病，主要表现为神经外胚层发育不良。患者有典型的皮肤丘疹、色素沉着、色素减退，1/3患者有FEVR样眼底表现，双眼多数不对称，还可能伴有牙齿和指甲畸形、秃发、神经系统异常等。致病基因为*IKBKG*。根据性别差异、全身及眼底表现方可鉴别。

（七）治疗

1. 激光光凝治疗　对于FFA发现的血管–无血管区交界处的血管渗漏或渗出，可进行早期激光治疗。

2. 手术治疗　对于发生视网膜脱离的患者，根据实际情况决定是否进行巩膜环扎术或玻璃体切除手术。处于3期FEVR的患者，视网膜脱离未累及黄斑，视力大概率较好，若在周边视网膜行激光光凝治疗可控制病情进展，则对于视网膜脱离可以暂不手术，特别是在远周部的局灶性视网膜脱离；处于4期的FEVR患者，根据其视网膜皱襞的形态、皱襞内血管活动情况以及视力改善预后，判断是否进行手术干预。

3. 药物治疗　抗VEGF药物可能有助于减少渗出和新生血管的形成。

4. 考虑到FEVR是一种终生疾病，其进展可能非常剧烈且难以预测，因此建议患者定期随访。对无症状家系成员行眼底和基因筛查可能有助于育龄成员的诊断和遗传咨询，以便对未来的新生儿进行FEVR筛查。

三、病例点评

本病例为男性患儿，婴儿期发病，眼底检查可见右眼视网膜皱襞，左眼视盘血管向颞侧牵拉、黄斑移位，双眼颞侧周边局部视网膜脱离；FFA可见双眼远周边视网膜无血管区，左眼颞侧周边视网膜新生血管渗漏。患儿眼底符合FEVR典型病变特点，临床上不难诊断，基因检测可确诊。患儿父亲携带相同变异，且眼底呈FEVR表现，符合常染色体显性遗传方式。患儿无早产、低体重或吸氧史，可与ROP相鉴别。患儿双眼表现不对称；尽管患儿及其父亲携带相同变异，但眼底表现相差甚远，体现了FEVR的高度临床异质性。患儿父亲无视力下降，眼底检查仅远周边视网膜血管异常，呈轻型FEVR表现。此类患者常无自觉症状，且普通后极部眼底照相可无明显异常，常常漏诊。因此应注意对FEVR患者的无症状家系成员进行眼底和基因筛查。

四、延伸阅读

Dailey等[7]运用重组人Norrin蛋白治疗氧诱导视网膜病变（OIR）小鼠模型，可加速神经视网膜中央缺血区域的微血管再生。为了研究微血管再生是否会能使视网膜神经节细胞（RGCs）显著存活，以C57BL/6J和Thy1-YFP两种小鼠为研究对象，观察OIR小鼠模型中，玻璃体内注射或不注射Norrin蛋白对神经节细胞存活的影响。研究方法包括采用光谱域光学相干断层扫描（SD-OCT）对小鼠进行随访，测量平均神经纤维层（NFL）和内丛状层（IPL）厚度；RGC标记物免疫荧光染色，比较存活的RGC数量密度；在活体小鼠内用Micron-Ⅲ成像系统对单个内在荧光RGC进行成像。结果发现注射了Norrin蛋白的OIR小鼠中视网膜存活的RGCs明显多于对照组小鼠，得出了Norrin蛋白治疗可促进OIR小鼠缺血损伤后的恢复，对抗NFL/GCL变薄，并增加中央视网膜存活RGCs的相对密度的结论。该研究提示，Norrin蛋白有望运用于未来视网膜内皮细胞再生的治疗。

（病例提供者：李　杨　首都医科大学附属北京同仁医院）

（点评专家：李　杨　李妮蒽　首都医科大学附属北京同仁医院）

参考文献

[1]Criswick VG，Schepens CL.Familial exudative vitreoretinopathy[J].Am J Ophthalmol，1969，68（4）：578-594.

[2]Tauqeer Z，Yonekawa Y.Familial Exudative Vitreoretinopathy：Pathophysiology，Diagnosis，and Management[J].Asia Pac J Ophthalmol（Phila），2018，7（3）：176-182.

[3]Dixon MW，Stem MS，Schuette JL，et al.CTNNB1 mutation associated with familial exudative vitreoretinopathy（FEVR）phenotype[J].Ophthalmic Genet，2016，37（4）：468-470.

[4]Zhang L，Zhang X，Xu H，et al.Exome sequencing revealed Notch ligand JAG1 as a novel candidate gene for familial exudative vitreoretinopathy[J].Genet Med，2020，22（1）：77-84.

[5]Gilmour DF.Familial exudative vitreoretinopathy and related retinopathies[J].Eye（Lond），2015，29（1）：1-14.

[6]Kashani AH，Brown KT，Chang E，et al.Diversity of retinal vascular anomalies in patients with familial exudative vitreoretinopathy[J].Ophthalmology，2014，121（11）：2220-2227.

[7]Dailey WA，Drenser KA，Wong SC，et al.Norrin treatment improves ganglion cell survival in an oxygen-induced retinopathy model of retinal ischemia[J].Exp Eye Res，2017，164：129-138.

病例25　RCBTB1相关遗传性视网膜病变

一、病历摘要

（一）基本信息

患者女性，45岁。

主诉：左眼视物变形4年余，加重1年。

现病史：患者自诉4年余前无明显诱因出现左眼视物变形，无视物遮挡感，无夜盲症状，曾于当地医院就诊，考虑"左眼Stargardt病"，通过一代Sanger测序未在*ABCA4*及*ELOV4*基因上发现致病突变。近1年来视物变形症状逐渐加重，伴左眼渐进性视物模糊，遂就诊于西澳大利亚州Lions Eye Institute。

既往史：患者既往体健，否认余眼病史。

家族史：否认家族史、家庭成员近亲结婚史。

（二）专科检查

最佳矫正视力右眼1.0，左眼0.8，眼压右眼14mmHg，左眼15mmHg。双眼前节（－），双眼眼底可见散在脉络膜视网膜萎缩灶，左眼萎缩灶累及黄斑。

（三）辅助检查

OCT示双眼旁中心凹区椭圆体带变薄及外核层消失（病例25图1B）。Humphrey视野检查示双眼旁中心暗点，左眼更显著。ERG检查示双眼暗适应正常，明适应a波及b波振幅轻度降低，峰时轻度延长（病例25图2）。基于二代测序平台，使用涵盖537个视网膜富集表达基因的基因检测芯片，成功在*RCBTB1*基因上检测到2个移码突变，c.170delG（p.Gly57Glufs*12）and c.707delA（p.Asn236Thrfs*11）（NM_018191.4）。针对先证者的基因变异进行家庭成员平行比对，结果符合家系共分离（病例25图1A）。

（四）临床诊断

双眼*RCBTB1*相关遗传性视网膜病变。

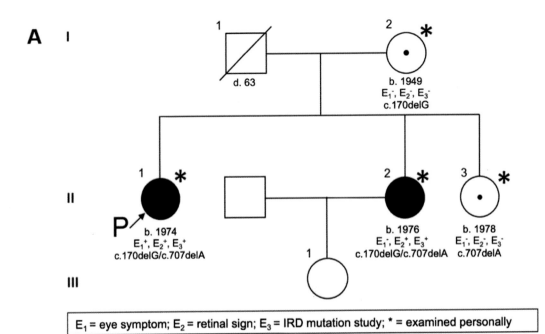

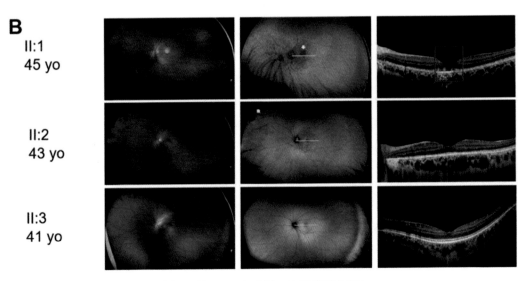

病例25图1　A.家系图；B.眼底及OCT

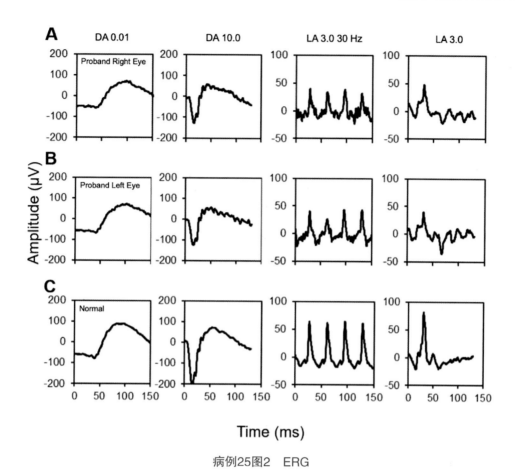

病例25图2　ERG

注：先证者双眼暗适应正常，明适应a波及b波振幅轻度降低，峰时轻度延长。

二、疾病介绍

*RCBTB1*相关遗传性视网膜病变（*RCBTB1* associated retinopathy）是近年新发现的一种极为罕见的遗传性视网膜变性疾病（IRD）。2016年Jeng-Hung Wu等人首先报道了2个常染色体显性台湾家系中由*RCBTB1*基因杂合移码突变引起的家族性渗出性玻璃体视网膜病变（FEVR）和外层渗出性视网膜病变（Coats病）病例[1]。随后，比利时研究人员在6个不同家系中发现*RCBTB1*基因纯合子错义突变导致多种临床表型，包括早发型视网膜色素变性（RP），进展性视网膜网状营养不良，中心性脉络膜视网膜萎缩伴周边视网膜网状营养不良。其中2个家系表现为非综合征性IRD，其余4个家系为综合征性IRD，临床症状涉及甲状腺，卵巢，耳部，关节，大脑，肺部等多个器官[2]。近年以来，西澳大利亚研究团队发表了一篇关于*RCBTB1*基因上存在的复合杂合突变[c.170delG（p.Gly57Glufs*12）和c.707delA（p.Asn236Thrfs*11）]引起中心性脉络膜视网膜萎缩的病例报道[3]。随后Catomeris等人报道了在3个加拿大散发病例中发现的*RCBTB1*基因上的新的纯合子错义突

变可引起脉络膜视网膜萎缩改变[4]。张清炯教授带领的团队通过全基因组测序及靶向外显子测序，检测到一散发RP家系中存在RCBTB1复合杂合突变，而在健康家系中亦能检测到杂合子截短突变[5]。

*RCBTB1*相关遗传性视网膜病变是一种新近发现的遗传性视网膜病变，致病基因位于染色体13q14.2。该基因由13个外显子组成，在人体各组织广泛表达，在人脑、视网膜中表达最高。迄今为止，除了Wu等人报道的携带杂合子截短突变的2个常染色体显性家系，全球共报道了来自11个家系的15例携带*RCBTB1*基因纯合子或复合杂合突变的IRD患者（病例25表1）。既往病例报道提示RCBTB1相关视网膜病变的遗传方式为常染色体隐性，与Wu等人的发现不一致。在这15例已被报道的病例中，11位患者表现为迟发性黄斑区视网膜脉络膜萎缩或进展性视网膜网状营养不良（平均发病年龄33～62岁），而其他4位表现为早发型视网膜色素变性（平均发病年龄为16岁）。值得注意的是，近期Birtel等人在综述中提及在3型线粒体视网膜病变中曾报道过类似*RCBTB1*相关视网膜病变的视网膜表型，临床表现为开始于乳头周围区域的脉络膜视网膜萎缩，提示线粒体突变或缺失与RCBTB1功能障碍之间可能存在共用的病理生理途径[6, 7]。

病例25表1　已被报道的RCBTB1基因突变

突变位点	眼部表型	平均发病年龄；例数	gnomAD	*In silico* 预测	参考文献	美国分子遗传学会 ACMG 分类
c.170delG	脉络膜视网膜萎缩	44；1	2.0E-05	致病	PMID: 33624564	致病变异（PVS1，PM2，PP1-M）
c.358C > T	脉络膜视网膜萎缩	46；1	0.0E+00	致病	PMID: 35057699	可能致病变异（PVS1，PM2）
c.671 C > T	脉络膜视网膜萎缩	49；1	1.4E-05	致病	PMID: 35057699	不确定意义变异（PM1，PM2_supporting，PM3_supporting，PP3）
c.707delA	脉络膜视网膜萎缩	44；1	1.2E-04	致病	PMID: 33624564	致病变异（PVS1，PM2，PP1-M）
c.905_906insTT	视网膜色素变性	未知；1	0.0E+00	致病	PMID: 33104391	可能致病变异（PVS1，PM2）
c.919G > A	脉络膜视网膜萎缩	48.3；3	1.0E-05	致病	PMID: 27486781	可能致病变异（PM1，PM2，PP1-M，PP3）
c.930G > T	脉络膜视网膜萎缩	37.5；2	1.0E-05	致病	PMID: 27486781	可能致病变异（PM1，PM2，PP1-M，PP3）

续表

突变位点	眼部表型	平均发病年龄；例数	gnomAD	In silico 预测	参考文献	美国分子遗传学会 ACMG 分类
c.973C > T	视网膜色素变性	16.3；3	1.4E-04	致病	PMID：27486781	不确定意义变异（PM1，PM2，PP1）
c.1025C > T	脉络膜视网膜萎缩	62；1	1.1E-04	致病	PMID：35057699	可能致病变异（PM1，PM2，PP1-M）
c.1151A > G	视网膜营养不良	48；1	9.0E-05	致病	PMID：27486781	可能致病变异（PM1，PM2，PP1，PP3）
c.1164G > T	视网膜营养不良	33；1	0.0E+00	致病	PMID：27486781	可能致病变异（PM1，PM2，PP1，PP3）
c.1202C > T	视网膜营养不良	48；1	3.0E-05	致病	PMID：27486781	不确定意义变异（PM1，PM2，PP1）

注：PVS1：无功能变异；PM1：变异是基因突变位点或编辑蛋白重要功能结构域；PM2：变异在同一种族大群体中出现频率低于最小等位基因频率或未出现；PM3：杂合子状态下已知其中一个等位基因变异致病，该变异位于另一等位基因上；PP1：该变异与疾病存在共分离现象；PP1-M：在多个家系中，该变异与疾病存在共分离现象；PP3：多种预测软件分析，变异对基因或基因产物有害）。

三、病例点评

本例病例为中年女性，患者在41岁时发病，主诉视物变形，呈缓慢进展型，眼底表现为后极部脉络膜视网膜萎缩灶，OCT示旁中心凹区椭圆体带变薄及外核层消失，初步诊断为双眼脉络膜视网膜萎缩。利用OCT检查对患者随访5年期间RPE萎缩灶面积及黄斑体积进行定量分析（病例25图3），了解随着疾病严重程度的增加，黄斑区及其周围分区视网膜形态学变化的特点，为研究该罕见病黄斑区的形态特征、精确测量黄斑区视网膜体积提供了必要手段，为日后进行临床前研究提供观察指标[3, 7-9]。在临床表型上该疾病应与Stargardt病、中心性晕轮状脉络膜营养不良（Central areolar choroidal dystrophy，CACD）、回旋状脉络膜萎缩及无脉络膜症相鉴别。由于目前报道的RCBTB1相关遗传性视网膜病变病例较少，基因型-表型关联尚不明确，明确诊断主要依赖于基因检测，建议随诊受检者临床表型，结合实际情况，考虑对受检者父母进行该变异位点一代验证，以明确变异来源。

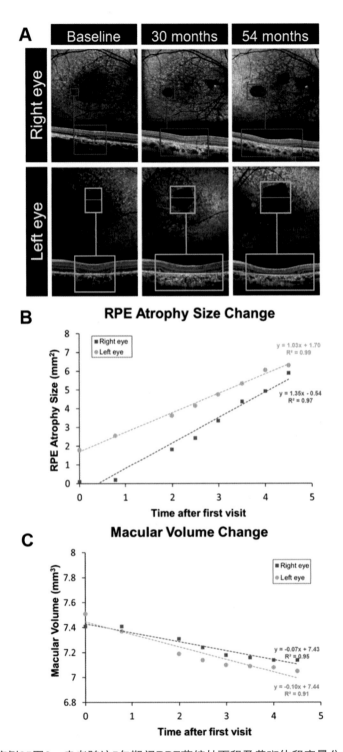

病例25图3　患者随访5年期间RPE萎缩灶面积及黄斑体积定量分析

注：A.双眼低自发荧光区域示RPE萎缩灶；B.定量分析结果提示在随访5年期间，患者右眼RPE萎缩灶面积平均每年增长1.35平方毫米，左眼RPE萎缩灶面积平均每年增长1.03平方毫米；患者右眼黄斑体积平均每年下降0.07立方毫米，左眼黄斑体积平均每年下降0.1立方毫米。

四、延伸阅读

就干预治疗研究情况而言，目前最有望攻克这类不可治疾病的治疗措施是基因治疗。传统意义上的基因治疗是指运用腺相关病毒（AAV）等病毒载体或非病毒载体将正常基因导入靶细胞，以代偿致病基因的缺陷达到治疗目的。作为最常用于基因治疗的载体，AAV已被众多研究证实在许多组织中效率较高且靶向性极好，运用其在视网膜上进行基因治疗的研究也不在少数[10-12]。研究人员曾初步验证应用AAV基因疗法可有效感染多能诱导干细胞（iPS）细胞诱导分化来源的视网膜细胞并提高突变患者来源RPE细胞中RCBTB1基因的表达水平[8]。尽管基因编辑可以实现生理水平的基因表达水平，但基因编辑工具的编码基因过大和免疫原性仍然是巨大的挑战。近期，麻省理工大学医学院的基因治疗研究人员首次报道了重组腺相关病毒（rAAV）体内递送无义突变抑制性tRNA治疗平台（AAV-NoSTOP）的研究，证明抑制性tRNA（sup-tRNA）疗法能够在长达6个月的时间里恢复罕见遗传病I型粘多糖病的小鼠模型中的蛋白产生，相关研究成果发表于《Nature》[13]。与传统的基因替代疗法相比，rAAV转导的sup-tRNA策略无需提供可能超过rAAV包装限制的、可能引发免疫反应或具有细胞毒性的外源蛋白基因，极大地扩展了基因治疗药物的应用策略，为治疗RCBTB1相关视网膜病变这类罕见病提供了新思路。

（病例提供者：Fred Chen Zhiqin Huang Lions Eye Institute）

（点评专家：金子兵 黄智琴 首都医科大学附属北京同仁医院）

参考文献

[1]Wu JH，et al.Haploinsufficiency of RCBTB1 is associated with Coats disease and familial exudative vitreoretinopathy[J].Hum Mol Genet，2016，25（8）：1637-1647.

[2]Coppieters F，et al.Isolated and Syndromic Retinal Dystrophy Caused by Biallelic Mutations in RCBTB1，a Gene Implicated in Ubiquitination[J].Am J Hum Genet，2016，99（2）：470-480.

[3]Huang Z，et al.Deep clinical phenotyping and gene expression analysis in a patient with RCBTB1-associated retinopathy[J].Ophthalmic Genet，2021，42（3）：266-275.

[4]Catomeris AJ，et al.Novel RCBTB1 variants causing later-onset non-syndromic retinal dystrophy with macular chorioretinal atrophy.1744-5094（Electronic）.

[5]Yang J，et al.Variants in RCBTB1 are Associated with Autosomal Recessive Retinitis Pigmentosa but Not Autosomal Dominant FEVR[J].Curr Eye Res，2020：1-6.

[6]Arrigo AAO，et al.Reduced vessel density in deep capillary plexus correlates with retinal layer thickness in choroideremia.1468-2079（Electronic）.

[7]Huang Z，et al.Mitochondrial Dysfunction and Impaired Antioxidant Responses in Retinal Pigment Epithelial Cells Derived from a Patient with RCBTB1-Associated Retinopathy.LID-10.3390/cells12101358[doi]LID-1358.（2073-4409（Electronic）.

[8]Huang Z，et al.Gene replacement therapy restores RCBTB1 expression and cilium length in patient-derived retinal pigment epithelium[J].J Cell Mol Med，2021，25（21）：10020-10027.

[9]Huang Z，et al.Generation of three induced pluripotent stem cell lines from an isolated inherited retinal dystrophy patient with RCBTB1 frameshifting mutations[J]. Stem Cell Research，2019，40：101549.

[10]Carvalho LS，Vandenberghe LH.Promising and delivering gene therapies for vision loss[J].Vision Res，2015，111（Pt B）：124-133.

[11]Komáromy AM，et al.Gene therapy rescues cone function in congenital achromatopsia.（1460-2083（Electronic）.

[12]Ong T，et al.Adeno-Associated Viral Gene Therapy for Inherited Retinal Disease[J].Pharmaceutical research，2019，36（2）：34.

[13]Wang J，et al.AAV-delivered suppressor tRNA overcomes a nonsense mutation in mice[J].Nature，2022，604（7905）：343-348.

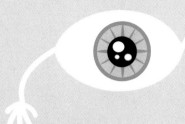

PART 07

第七章

病理性近视

病例26　早发型高度近视

一、病史摘要

（一）基本信息

患者女性，39岁。

主诉：左眼近视进展快1年。

现病史：患者于学龄前发现双眼高度近视，约-8.00D，经配镜治疗。随年龄增长，患者近视程度逐渐加重。1年来，自觉左眼视力逐渐下降，眼镜店配镜发现左眼近视程度加深。现为求诊治遂来就诊。

既往史：患者及患者母亲否认夜盲、辨色困难、关节异常、听力障碍、面部结构异常等病史。

家族史：患者母亲自幼高度近视，双眼配镜-20.00D，66岁时曾因左眼高度近视黄斑裂孔性视网膜脱离接受玻璃体切割＋硅油填充术治疗，确诊时眼轴右眼32.37mm，左眼31.24mm。

（二）专科检查

眼科检查：矫正视力双眼0.8，非接触眼压双眼18mmHg。双眼结膜轻度充血，睑结膜可见散在乳头和滤泡，角膜透明，前房深，房水清，瞳孔圆，直径3mm，对光反射灵敏，晶状体透明。眼底检查见双眼玻璃体液化，豹纹状眼底改变，视盘界清，C/D约0.3，视盘颞侧见萎缩弧，黄斑中心凹反光消失，右眼下方血管弓附近可见条带形青灰色玻璃膜裸露区，边界清晰锐利，左眼上方血管弓附近可见条带形青灰色玻璃膜裸露区，边界清晰锐利，其内见斑片状色素沉着，鼻上方近中周部见斑片状脱色素病灶，其内可见色素沉着。

（三）辅助检查

眼轴：右眼29.91mm，左眼31.65mm。

验光：右眼-15.50DS+2.5×95→0.8，左眼-19.25DS+2.5×90→0.8。

OCT（病例26图1）：示双眼黄斑中心凹视网膜结构完整，左眼视盘旁视网膜劈裂。

经全外显子测序进行致病突变筛选及Sanger测序对突变进行验证，结果示患者与其高度近视母亲携带*BSG*基因突变（c.673G＞T，p.A225S）（病例26图2）。

（四）临床诊断

双眼早发型高度近视，左眼视网膜劈裂。

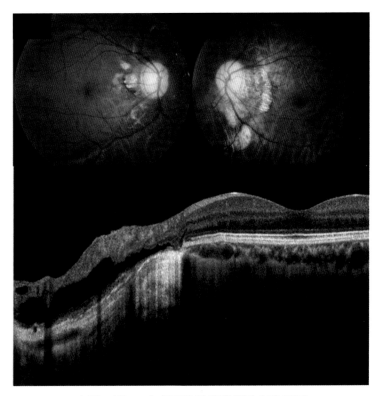

病例26图1　患者双眼眼底照相及左眼OCT

注：眼底照相见双眼豹纹状眼底改变，视盘颞侧见萎缩弧，左眼视盘下方见斑片状脉络膜视网膜萎缩。左眼OCT见视盘旁萎缩弧区域内视网膜劈裂。

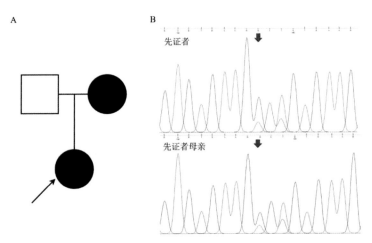

病例26图2　患者家系图及Sanger测序结果

注：可见患者与其高度近视母亲携带相同BSG基因突变c.673G＞T，p.A225S。

二、疾病介绍

早发型高度近视是指学龄前儿童出现的高度近视。我国流行病学调查显示，中小学生近视率逐年上升，并呈现低龄化、高度化趋势[1]。发病年龄越早、近视程度越高，成年后出现病理性近视的风险越高[2]。近视的发展过程伴随着眼轴增长、视网膜及脉络膜病变等多个眼部结构和功能改变，通过配镜或屈光手术仅能暂时校正视力，却不能阻止近视发展。近视患者每增加1个屈光度，近视性黄斑病变的风险增加67%[3]。高度近视的患者随着眼轴增长，会出现病理性的巩膜、脉络膜及RPE改变，如后巩膜葡萄肿、脉络膜视网膜萎缩、漆裂纹、脉络膜新生血管[4]。高度近视是指屈光不正超过−6.00D，病理性近视是高度近视的特殊类型，伴有病理性的眼底并发症（相当于或比弥漫性脉络膜萎缩更严重的后巩膜葡萄肿或近视性黄斑病变）。近视性黄斑病变是目前影响高度近视眼视功能下降的主要原因，是指弥漫性视网膜脉络膜萎缩或斑块状视网膜脉络膜萎缩，伴或不伴有漆裂纹、脉络膜新生血管、Fuch's斑[5]。近视性黄斑病变在高度近视眼中的发生率约为22.9%[6]，其严重程度遂年龄和眼轴增长而增加[6-8]。近视性黄斑病变在年轻人中不常见，20岁左右的患者仅8.3%出现近视性黄斑病变[9]，40岁左右的中年人，其患病率升高至18.7%[6]，而40-70岁的中老年患者，近视性黄斑病变的患病率可高达58.3%[6]。

目前儿童近视的治疗包括屈光矫正（框架眼镜、角膜塑形镜、多焦点软性角膜接触镜）与低浓度阿托品。重复低强度红光（哺光仪）治疗是近年来提出的用于抑制儿童青少年近视快速增长的新方法。现有的重复低强度红光治疗的临床研究随访时间1~2年，接受治疗的患儿均出现了不同程度的眼轴生长延缓甚至缩短[10-12]。不良事件如椭圆体带及嵌合体带断裂也见报道[13]。由此可见，重复低强度红光治疗需要谨慎评估、密切随访。此外，后巩膜加固术是延缓眼轴增长、治疗后巩膜葡萄肿的主要手术方法。后巩膜加固术通过将加固材料置于眼后极部薄弱处巩膜，并施加向前的压力，从而阻止眼球轴向扩张，以达到延缓眼轴增长、缓解巩膜后葡萄肿形成的目的。并且，巩膜加固材料通过刺激后巩膜局部产生炎性反应，改善后极部巩膜、脉络膜及视网膜血供，一定程度上缓解了因眼轴过度增长导致的后极部缺氧的狂，也可促进视网膜细胞代谢，提高患者视力[14]。

三、病例点评

本病例中，患者与其母亲病史相似，均为学龄前发生的高度近视，并遂年龄增长，近视逐渐加重，眼轴持续增长。患者39岁时眼轴为29.91mm/31.65mm，未出现近视性黄斑病变，其母亲66岁时眼轴为32.37mm/31.24mm，因近视性牵拉性黄斑病变导致近视性黄斑裂孔，随后出现黄斑裂孔性视网膜脱离。由此可见，年龄和眼轴增长在患者母亲的近视性黄斑病变中起了一定作用。鉴于患者母亲的病情，我们对患者进行了双眼后巩膜加固术（先左后右），一方面为了缓解因眼球扩张导致的左眼视盘旁视网膜劈裂，另一方面为了延缓患者双眼眼轴增长，预防其他高度近视并发症的发生。

四、延伸阅读

高度近视的发病与遗传、环境因素相关。对于早发型高度近视患者，因患者年龄小，近距离学习较少，遗传因素便成为了这类患者的主要致病因素。高度近视具有明显的家族遗传性特征。与非高度近视的父母的子代相比，当父亲或母亲患有高度近视时，其子女高度近视的发病风险增加2.99倍。当父母均患高度近视时，子女高度近视的发病风险骤然增加10.74倍[15]。至今多个国家地区已报道了近视相关的25个基因座（MYP1-MYP16，MYP18-MYP26），其内包含上百个近视相关候选基因。我国学者也发现了一些高度近视的致病基因，并通过分子水平、细胞水平和动物水平来验证了这些基因的致病性。例如，中山大学中山眼科中心的张清炯教授团队发现了ARR3[16]、OPN1LW[17]、CPSF1[18]、LOXL3[19]与CTNND2[20]，四川省人民医院的杨正林院士团队发现了VIPR2[21]和ZNF644[22]，北京协和医院的睢瑞芳教授团队发现了TNFRSF21[23]，中南大学的夏昆教授及胡正茂教授团队发现了SLC39A5[24]及P4HA2[25]，温州医科大学的周翔天教授团队发现了CCDC111[26]，北京同仁医院金子兵教授团队明确了早发型高度近视的致病基因BSG（CD147）[27]。上述致病基因的发现是高度近视研究的巨大进步，但是目前高度近视的遗传学研究仍存在两大难题。其一，上述基因在高度近视人群中的检出率较低，现有报道中仅有10.7~23.8%[28-30]的高度近视患者检出部分基因；其二，致病基因导致高度近视的病理机制仍不明确，可能的机制包括影响光感受器细胞能量代谢、巩膜细胞外基质重塑等，但是确切的分子机制仍不清楚。高度近视基因诊断仍需要进行大量工作。

（病例提供者：金子兵　首都医科大学附属北京同仁医院）

（点评专家：金子兵　马　雅　首都医科大学附属北京同仁医院）

参考文献

[1]Li Y，Liu J，Qi P.The increasing prevalence of myopia in junior high school students in the Haidian District of Beijing，China：a 10-year population-based survey[J]. BMC Ophthalmol，2017，17（1）：88.

[2]Parssinen O，Kauppinen M.Risk factors for high myopia：a 22-year follow-up study from childhood

to adulthood[J].Acta Ophthalmol, 2019, 97（5）: 510-518.

[3]Bullimore MA, Brennan NA.Myopia Control: Why Each Diopter Matters[J].Optom Vis Sci, 2019, 96（6）: 463-465.

[4]Morgan IG, Ohno-Matsui K, Saw S-M.Myopia[J].The Lancet, 2012, 379（9827）: 1739-1748.

[5]Flitcroft DI, He M, Jonas JB, et al.IMI-Defining and Classifying Myopia: A Proposed Set of Standards for Clinical and Epidemiologic Studies[J].Invest Ophthalmol Vis Sci, 2019, 60（3）: M20-M30.

[6]Xiao O, Guo X, Wang D, et al.Distribution and Severity of Myopic Maculopathy Among Highly Myopic Eyes[J].Invest Ophthalmol Vis Sci, 2018, 59（12）: 4880-4885.

[7]Yan YN, Wang YX, Yang Y, et al.Ten-Year Progression of Myopic Maculopathy: The Beijing Eye Study 2001-2011[J].Ophthalmology, 2018, 125（8）: 1253-1263.

[8]Fang Y, Yokoi T, Nagaoka N, et al.Progression of Myopic Maculopathy during 18-Year Follow-up[J].Ophthalmology, 2018, 125（6）: 863-877.

[9]Koh V, Tan C, Tan PT, et al.Myopic Maculopathy and Optic Disc Changes in Highly Myopic Young Asian Eyes and Impact on Visual Acuity[J].Am J Ophthalmol, 2016, 164: 69-79.

[10]Dong J, Zhu Z, Xu H, et al.Myopia Control Effect of Repeated Low-Level Red-Light Therapy in Chinese Children[J].Ophthalmology, 2023, 130（2）: 198-204.

[11]Jiang Y, Zhu Z, Tan X, et al.Effect of Repeated Low-Level Red-Light Therapy for Myopia Control in Children: A Multicenter Randomized Controlled Trial[J].Ophthalmology, 2022, 129（5）: 509-519.

[12]Wang W, Jiang Y, Zhu Z, et al.Clinically Significant Axial Shortening in Myopic Children After Repeated Low-Level Red Light Therapy: A Retrospective Multicenter Analysis[J].Ophthalmology and Therapy, 2023, 12（2）: 999-1011.

[13]Liu H, Yang Y, Guo J, et al.Retinal Damage After Repeated Low-level Red-Light Laser Exposure[J].JAMA Ophthalmol, 2023.

[14]Wang YH, Qiao LY.Analysis of the treatment effect of posterior scleral reinforcement on pathological myopia[J].Zhonghua Yan Ke Za Zhi, 2021, 57（12）: 952-957.

[15]Lim DH, Han J, Chung TY, et al.The high prevalence of myopia in Korean children with influence of parental refractive errors: The 2008—2012 Korean National Health and Nutrition Examination Survey[J].PLoS One, 2018, 13（11）: e0207690.

[16]Xiao X, Li S, Jia X, et al.X-linked heterozygous mutations in ARR3 cause female-limited early onset high myopia[J].Mol Vis, 2016, 22: 1257-1266.

[17]Li JL, Gao B, Guan LP, et al.Unique Variants in OPN1LW Cause Both Syndromic and Nonsyndromic X-Linked High Myopia Mapped to MYP1[J].Invest Ophthalmol Vis Sci, 2015, 56（6）: 4150-4155.

[18]Ouyang J, Sun W, Xiao X, et al.CPSF1 mutations are associated with early-onset high myopia and involved in retinal ganglion cell axon projection[J].Hum Mol Genet, 2019, 28（12）: 1959-1970.

[19]Li J，Gao B，Xiao X，et al.Exome sequencing identified null mutations in LOXL3 associated with early-onset high myopia[J].Mol Vis，2016，22：161-167.

[20]Lu B，Jiang D，Wang P，et al.Replication study supports CTNND2 as a susceptibility gene for high myopia[J].Invest Ophthalmol Vis Sci，2011，52（11）：8258-8261.

[21]Zhao F，Li Q，Chen W，et al.Dysfunction of VIPR2 leads to myopia in humans and mice[J].J Med Genet，2022，59（1）：88-100.

[22]Shi Y，Li Y，Zhang D，et al.Exome sequencing identifies ZNF644 mutations in high myopia[J].PLoS Genet，2011，7（6）：e1002084.

[23]Pan H，Wu S，Wang J，et al.TNFRSF21 mutations cause high myopia[J].J Med Genet，2019，56（10）：671-677.

[24]Guo H，Jin X，Zhu T，et al.SLC39A5 mutations interfering with the BMP/TGF-beta pathway in non-syndromic high myopia[J].J Med Genet，2014，51（8）：518-525.

[25]Guo H，Tong P，Liu Y，et al.Mutations of P4HA2 encoding prolyl 4-hydroxylase 2 are associated with nonsyndromic high myopia[J].Genet Med，2015，17（4）：300-306.

[26]Zhao F，Wu J，Xue A，et al.Exome sequencing reveals CCDC111 mutation associated with high myopia[J].Hum Genet，2013，132（8）：913-921.

[26]Jin ZB，Wu J，Huang XF，et al.Trio-based exome sequencing arrests de novo mutations in early-onset high myopia[J].Proc Natl Acad Sci USA，2017，114（16）：4219-4224.

[28]Sun WM，Huang L，Xu Y，et al.Exome Sequencing on 298 Probands With Early-Onset High Myopia：Approximately One-Fourth Show Potential Pathogenic Mutations in RetNet Genes[J].Invest Ophthalmol Vis Sci，2015，56（13）：8365-8372.

[29]Zhou L，Xiao X，Li S，et al.Frequent mutations of RetNet genes in eoHM：Further confirmation in 325 probands and comparison with late-onset high myopia based on exome sequencing[J].Exp Eye Res，2018，171：76-91.

[30]Liu F，Wang J，Xing Y，et al.Mutation screening of 17 candidate genes in a cohort of 67 probands with early-onset high myopia[J].Ophthalmic Physiol Opt，2020，40（3）：271-280.

病例27 以早发型高度近视首诊的遗传性视网膜病变

一、病历摘要

（一）基本信息

患者男性，3岁。

主诉：发现高度近视1年。

现病史：患者于2岁时，因"双眼球震颤"于外院就诊，检查发现双眼屈光度－8.00D。外院诊断"双眼高度近视，双眼眼球震颤"，予以配镜及哺光仪治疗。1年来，患者屈光度及眼轴逐渐增长，为求进一步治疗遂来就诊。

既往史：患者足月顺产，出生时体重4kg，否认吸氧史。患者父亲－2.00D，母亲－6.00D。患儿家长否认指压征。患者及患者母亲否认关节异常、听力障碍、面部结构异常等病史。

家族史：患者家长否认其他眼科疾病相关家族史。

（二）专科检查

视力检查不配合，非接触眼压双眼16mmHg。双眼眼球震颤，双眼睑裂等大，指压征（－）。双眼结膜无充血，角膜透明，前房深，房水清，瞳孔圆，直径3mm，对光反射灵敏，晶状体透明。

眼底检查（病例27图1）：见双眼豹纹状眼底改变，视网膜血管变细，视盘界清、色稍淡，盘周视网膜变薄明显，盘周见视网膜深层白色小点状沉积，黄斑中心凹反光隐约可见，周边部视网膜未见明显异常。

（三）辅助检查

眼轴：右眼25.94mm，左眼25.78mm。

验光：右眼－10.50DS－1.25×110，左眼－10.50DS－1.00×70。

OCT：示双眼外核层变薄，仅中心凹下方可见外界膜、椭圆体带，嵌合体带显示不清，中心凹区域外外界膜、椭圆体带、嵌合体带反射消失。

外院ERG示a、b波存在，潜伏期正常，暗适应振幅降低。

经全外显子测序进行致病突变筛选及Sanger测序对突变进行验证，结果示患者*AIPL1*基因复合杂合突变（c.421C＞T：p.Q141X；c.572T＞C：p.L191P）。其父母分别携带一个杂合突变。

（四）临床诊断

双眼早发性严重视网膜营养不良/双眼Leber先天性黑矇，双眼高度近视。

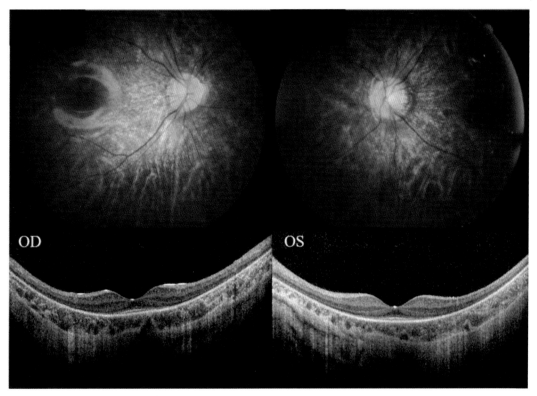

病例27图1　眼底检查

注：双眼豹纹状眼底改变，视网膜血管变细，视盘界清、色稍淡，盘周视网膜变薄明显，盘周见视网膜深层白色小点状沉积，黄斑中心凹反光隐约可见。OCT示双眼外核层变薄，仅中心凹下方可见外界膜、椭圆体带，嵌合体带显示不清，中心凹区域外外界膜、椭圆体带、嵌合体带反射消失。

二、疾病介绍

早发性严重视网膜营养不良（Early-onset severe retinal dystrophy，EOSRD）与Leber先天性黑矇（Leber congenital amaurosis，LCA）是一组以严重视力损害为特征的遗传性视网膜病变。LCA/EOSRD发病率约为1/33000至1/81000[1, 2]。LCA症状较为严重，通常于出生时或出生后数月内出现严重的视力丧失、眼球震颤、瞳孔对光反射迟钝。指压征是该病常见特征。ERG检查呈熄灭型或各反应重度降低。在疾病进展的不同时期，眼底可呈现不同改变。眼底检查可见视盘苍白、视盘玻璃疣、视乳头水肿、假性视乳头水肿、脉络膜视网膜萎缩、视网膜血管变细、眼底色素变动。患儿多伴有高度远视或高度近视，提示正视化过程受影响[3]。EOSRD表现较LCA轻，通常1~5岁起病，光感受器细胞受累相对较轻，可保存一部分视功能[4]。

LCA/EOSRD需要与下列疾病鉴别：完全型或不完全型全色盲、完全型或不完全型先天性静止性夜盲、白化病。全面询问病史及详细的眼科检查利于初步诊断，结合电生理检查及基因检测便可明确诊断。

三、病例点评

本病例以高度近视起病，经过详细的眼科检查后发现患儿为遗传性视网膜病变，遂行基因检查后就诊。临床中需要注意的是，有一部分遗传性视网膜病变的儿童以早发型高度近视起病并就诊。若患者未出现明显的眼底病变，该类患者极易被漏诊。例如，笔者接诊过一名早发型高度近视男性患儿，眼底检查见豹纹状眼底改变，OCT示视网膜变薄。这些征象容易以高度近视解释。经全外显子测序发现患者CACNA1F基因半合子突变，其母亲携带该杂合突变。追问病史，患者否认夜间视力下降的情况，患者母亲视力良好。最后经ERG检查确诊患者为不完全型先天性静止性夜盲。因此，接诊高度近视患儿，应详细询问病史，如夜间视力下降、辨色异常、畏光，或患儿经配镜及弱视训练后视力无提高，应警惕视锥/视杆细胞营养不良等遗传性视网膜病变可能。

四、延伸阅读

AIPL1蛋白是表达于视锥细胞及视杆细胞上的视网膜光感受器细胞特异性蛋白。AIPL1与HSP90协同，作为cGMP特异的磷酸二酯酶6（PDE6）的分子伴侣，参与视觉光转导级联反应[5]。AIPL1维持光感受器细胞上PDE6的稳定性和催化活性。当小鼠缺乏AIPL1时，光感受器细胞上的PDE6明显减少，PDE6亚基错误组装并被蛋白酶体降解[6, 7]。此时，cGMP含量升高诱发光感受细胞凋亡[8]。AIPL1基因突变既往报道多见于LCA[9]。LCA与EOSRD的致病基因部分重合，AIPL1便是其中之一，其余还有CABP4，GUCY2D，KCNJ13，RD3，CRB1，CRX，GDF6，CEP290，CLUAP1，IFT140，IQCB1，LCA5，RPGRIP1，SPATA7，TULP1，LRAT，RDH12，RPE65，OTX2，IMPDH1，NMNAT1[10]。这些基因所编码的蛋白在视网膜中发挥不同作用，如参与光传导、视循环、光感受器细胞发育及整合等。

（病例提供者：金子兵　首都医科大学附属北京同仁医院）

（点评专家：金子兵　马　雅　首都医科大学附属北京同仁医院）

参考文献

[1]Koenekoop RK.An overview of Leber congenital amaurosis：a model to understand human retinal development[J].Surv Ophthalmol，2004，49（4）：379-398.

[2]Stone EM.Leber congenital amaurosis-a model for efficient genetic testing of heterogeneous disorders：LXIV Edward Jackson Memorial Lecture[J].Am J Ophthalmol，2007，144（6）：791-811.

[3]Heher KL，Traboulsi EI，Maumenee IH.The natural history of Leber's congenital amaurosis.Age-related findings in 35 patients[J].Ophthalmology，1992，99（2）：241-245.

[4]Kumaran N，Moore AT，Weleber RG，et al.Leber congenital amaurosis/early-onset severe retinal dystrophy：clinical features，molecular genetics and therapeutic interventions[J].Br J Ophthalmol，2017，101（9）：1147-1154.

[5]Sacristan-Reviriego A，Van der Spuy J.The Leber Congenital Amaurosis-Linked Protein AIPL1 and Its Critical Role in Photoreceptors[J].Adv Exp Med Biol，2018，1074：381-386.

[6]Ramamurthy V，Niemi GA，Reh TA，et al.Leber congenital amaurosis linked to AIPL1：a mouse model reveals destabilization of cGMP phosphodiesterase[J].Proc Natl Acad Sci USA，2004，101（38）：13897-13902.

[7]Kolandaivelu S，Huang J，Hurley JB，et al.AIPL1，a protein associated with childhood blindness，interacts with alpha-subunit of rod phosphodiesterase（PDE6）and is essential for its proper assembly[J].J Biol Chem，2009，284（45）：30853-30861.

[8]Dyer MA，Donovan SL，Zhang J，et al.Retinal degeneration in Aipl1-deficient mice：a new genetic model of Leber congenital amaurosis[J].Brain Res Mol Brain Res，2004，132（2）：208-220.

[9]Bellingham J，Davidson AE，Aboshiha J，et al.Investigation of Aberrant Splicing Induced by AIPL1 Variations as a Cause of Leber Congenital Amaurosis[J].Invest Ophthalmol Vis Sci，2015，56（13）：7784-7793.

[10]Xu K，Xie Y，Sun T，et al.Genetic and clinical findings in a Chinese cohort with Leber congenital amaurosis and early onset severe retinal dystrophy[J].Br J Ophthalmol，2020，104（7）：932-937.

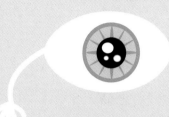

PART 08

第八章

遗传性视神经病变

病例28 常染色体显性遗传性视神经萎缩

一、病历摘要

（一）基本信息

患儿男性，6岁。

主诉：家长发现患儿视物近2年，近期外院查眼底发现视神经萎缩。否认眼痛头痛及听力异常。

既往史：既往体健。

家族史：否认家族中有类似病史（家系图如病例28图1所示）。

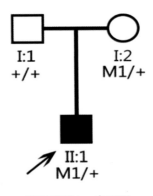

病例28图1　家系图

（二）专科检查

最佳矫正视力右0.1，左眼0.1；双眼角膜透明，前房深，瞳孔直接对光反射灵敏，晶状体透明；双眼视盘界清颞侧色淡，乳头黄斑束萎缩变薄（病例28图2A、B）。

（三）辅助检查

后节OCT提示双眼黄斑区结构形态未见明显异常，双眼视盘颞侧、颞上和颞下视网膜神经纤维层缺损（retinal nerve fibre layer Defect，RNFLD）（病例28图2C、D）。头颅核磁平扫颅内未见明显异常征象。色觉检查提示右眼蓝色觉异常，左眼全色盲。

（四）初步诊断

双眼视神经病变原因待查。

基因检测：先证者携带OPA1 GTPase结构域剪接位点杂合变异，共分离结果显示先证者母亲携带相同变异。

先证者母亲：否认视力差，否认家族史，检查发现其双眼最佳矫正视力1.0/1.0，眼底视盘界清色可，C/D约0.6，乳斑束稍薄（病例28图2E、F）。后节OCT提示双眼黄斑区结构形态未见明显异常，右眼视盘内侧RNFLD，左眼视盘颞侧及上方RNFLD（病例28图2G、H）。双眼色觉正常。

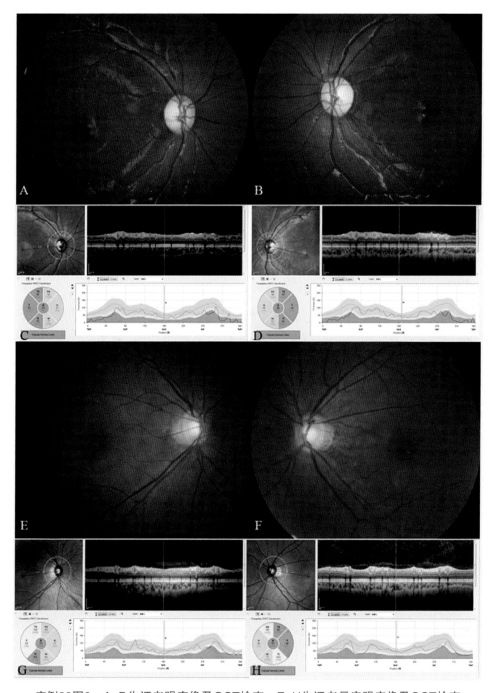

病例28图2　A-D先证者眼底像及OCT检查；E-H先证者母亲眼底像及OCT检查

二、疾病介绍

1. 概述 常染色体显性遗传性视神经萎缩（autosomal dominant optic atrophy，ADOA）于1957年被丹麦眼科医生Poul Kjer和德国眼科医生Wolfgang Jäge首次描述，与Leber遗传性视神经病变（leber hereditary optic neuropathy，LHON）不同，这些患者具有明确常染色体显性遗传家族史。2000年，Alexander等对7个独立的ADOA家系进行序列分析，确定了该病的第一个致病基因——*OPA1*。约70%的ADOA由*OPA1*致病变异导致。ADOA患病率估计为1/50000～1/10000，该病发病年龄较早一般10岁以前发病，主临床表现为双眼同时无痛性中心视力下降，典型的眼底表现为视盘边界清楚颞侧颜色淡白，乳头黄斑束萎缩变薄。光学相干断层扫描（optical coherence tomography，OCT）成像显示视网膜神经纤维层（RNFL）厚度减少，尤其乳头黄斑束区域。ADOA具有明显的遗传异质性和不完全外显两大特征，因此临床工作中有一半的患者没有视神经萎缩家族史，属于散发患者，这也增加了ADOA的临床诊断难度。

2. 病因及发病机制 *OPA1*基因位于染色体3q28-q29，具有30个编码外显子（外显子1-28，和4b、5b）和一个非编码外显子（外显子29），其中外显子4、4b和5b选择性剪接，产生8个mRNA转录本，编码一种动力相关蛋白，包括5个结构域：线粒体前导序列、螺旋卷曲结构域、GTPase结构域、中央动力结构域及GTPase效应结构域。这种动力相关蛋白负责线粒体融合/分裂、能量代谢、呼吸效率的调节、细胞凋亡控制、钙去除和维持线粒体DNA稳态。已证实*OPA1*的敲除会导致氧化磷酸化和呼吸链超复合物组装的轻度缺陷，并导致呼吸链复合物Ⅰ和Ⅳ的酶活性降低，从而导致ATP生成不足。视网膜神经节细胞（retinal ganglion cells，RGCs）轴突在眼睛中没有髓鞘，因此在每次动作电位后需要大量的能量来恢复K^+和Na^+梯度。ADOA和LHON的临床和病理生理特征是有相似性的。

时至今日，已经报道了400多种*OPA1*基因致病变异，其中28%是错义变异，24%是剪接位点变异，22%是移码变异，15%是无义变异，7%是大片段缺失插入变异。错义变异引起显性负效应，其他大多数变异导致翻译提前终止引起单倍体剂量不足。已有报道发现位于GTPase结构域的*OPA1*变异可能与更严重的表型相关，但机制尚不明确。

3. 临床特征及分型 大多数*OPA1*致病变异携带者在3～10岁出现对称性视力下降，这种中心视力下降通常是隐匿性的，多数患儿说不出准确的发病时间，是在体检时偶然发现的。与LHON不同ADOA没有明显的性别偏好。大约20%的ADOA患者存在多系统损伤，如肌病、周围神经病变、共济失调、脑病、感音神经性耳聋和慢性进行性外眼肌麻痹，被称为DOA plus。根据眼底表现可将ADOA分为三期：背景期、部分萎缩期和完全萎缩期。

背景期：此期见于发病初期轻度视力下降患者，或中心视力正常的携带者。与LHON类似，部分携带者可能终生不会出现中心视力下降，但是这些携带者可能出现色觉异常、视野对比敏感度降低、视觉诱发电位轻度异常等隐匿性视功能障碍。该期眼底基本正常，视盘边界清晰，视盘颜色好，视网膜神经纤维层未见明显变薄。OCT提示盘周视网膜神经纤维层厚度正常或视盘颞侧视网膜神经纤维层轻度变薄。

部分萎缩期：此期患者眼底可见双眼对称性视盘边界清晰，颞侧颜色淡白，鼻侧颜色正常，乳头黄斑束变薄。OCT可见特征性双眼对称性视盘颞侧及颞下RNFLD。可伴有色觉异常和视野中心暗点等辅助检查异常。

完全萎缩期：此期与LHON慢性期相似，随着病情进展，患者眼底像表现为对称性双眼视盘边界清晰，鼻侧颜色也随之变淡，视网膜血管数量减少，视网膜动脉变窄，弥漫性视网膜神经纤维层变薄。此期患者由于视力较差其色觉和视野检查结果多样缺乏特异性。

4. 辅助检查

（1）眼底检查：无症状期眼底基本正常。部分萎缩期双眼视盘颞侧色淡，乳斑束变薄。完全萎缩期双眼视盘颜色淡白。

（2）光相干断层扫描（optical coherence tomography，OCT）检查：无症状期OCT可正常，或出现视盘颞侧RNFL变薄的征象。部分萎缩期双眼视盘颞侧及颞下方RNFLD。完全萎缩期发展为盘周弥漫性RNFLD。

（3）视觉诱发电位检查（visual evoked potentials，VEPs）：图形VEP（PVEP）和闪光VEP（FVEP）表现为主波振幅降低和潜伏期延长。双眼视觉诱发电位图形多对称。

（4）视野检查：与LHON类似主要表现为中心暗点、中心视野缺损，后中心暗点逐渐扩大与生理盲点相连，形成大片的视野缺损。部分患者还会因为视力差配合欠佳，结果表现为全视野暗点等非特征性的视野改变。

（5）色觉检查：色觉障碍以黄蓝异常为主，其次是全色盲。Snellen视力0.1以下的患者可能无法配合色觉检查。无症状期的携带者也可能出现色觉障碍。

（6）其他：头颅及眼眶核磁共振、纯音测听、肌电图等检查用于鉴别诊断及ADOA眼外表现的确诊。

5. 诊断标准　典型病例可以通过家族史、发病年龄、疾病进展和辅助检查综合诊断，基因检测是ADOA诊断的金标准。随着分子遗传学实验技术的发展，目前许多医院都开展了视神经萎缩相关基因的目标区域捕获，提高了ADOA诊断水平。

6．鉴别诊断

（1）Leber 遗传性视神经病变（leber hereditary optic neuropathy，LHON）：慢性期以前可以通过眼底典型表现与ADOA鉴别，但LHON慢性期眼底与ADOA萎缩期极为相似，部分只能通过基因检测鉴别。

（2）正常眼压性青光眼（normal tension glaucoma，NTG）临床特征为视力下降，眼底视乳头颜色淡，RNFL变薄。然而NTG好发于老年人，部分伴有弓形视野缺陷、OCT表现为视盘颞上及颞下RNFLD。

（3）颅内占位：压迫性病变的症状可能包括头痛和情绪、个性或记忆力的变化。颅脑和眼眶的核磁共振成可以鉴别。

（4）营养缺乏性或中毒性视神经萎缩：神经性厌食症、胃肠道问题或胃肠道手术引起的维生素B、B2、B6、B9和B12缺乏，可以通过血液检查确诊。酒精和某些药物也可引起视神经损害。可诱导的视神经病变药物包括由乙胺丁醇、利奈唑胺、氯霉素、红霉素等。

7．治疗　到目前为止，还没有针对ADOA的特效治疗方法，基本上是支持治疗，包括验配助视器、遗传咨询和避免吸烟等。其他如中西医结合疗法，但是尚无证据表明其疗效。近年来，基因治疗和干细胞治疗也进行了动物实验，结果是令人鼓舞的。

8．预后　ADOA患者终末视力较LHON好，通常在0.3左右，视力恢复率比LHON低。变异类型和变异所在结构域与疾病的严重程度有相关性，有研究表明携带错义变异患者视力损伤更重，携带GTPase结构域变异患者更容易表现为DOA plus。

三、病例点评

学龄期儿童，无诱因双眼逐渐视力下降，眼底检查发现患儿双眼视乳头颞侧色淡，呈现出典型的尖端指向视盘，弧底位于黄斑区的扇形乳斑束变薄，OCT示双眼视盘颞侧弥漫性RNFLD，符合ADOA眼底表现，基因检测发现其携带OPA1 GTPase结构域剪接位点杂合变异，从而为患儿明确诊断。同时，值得指出的是先证者母亲携带相同变异，但中心视力保持1.0/1.0，通过眼底照相和OCT检查不难看出先证者母亲双眼视盘颞侧RNFL薄，存在视神经萎缩的体征。这是ADOA表型异质性的体现，即携带相同变异的患者发病年龄、视力损伤程度等可以有很大差异。这就提示我们学龄期儿童无诱因双眼无痛性视力下降，即使否认家族史也应行基因检测，以免误诊、漏诊。

四、延伸阅读

艾地苯醌是辅酶Q_{10}的合成类似物，在一些欧洲国家已作为LHON的治疗方法。艾地苯醌在ADOA患者中进行了队列测试，结果显示患者视力稳点，甚至有轻度的恢复，这可能与分子的抗氧化作用或其刺激呼吸链活性的能力有关。尽管如此，一项针对$Opa1^{+/STOP}$小鼠模型的艾地苯醌随机对照试验得出了有争议的数据，该研究结果显示艾地苯醌在保护$Opa1^{+/STOP}$小鼠RGCs方面无效。因此，需要进行进一步的临床研究，以获得更多有关艾地苯醌治疗ADOA的数据。

（病例提供者：李　杨　首都医科大学附属北京同仁医院）

（点评专家：李　杨　谢　玥　首都医科大学附属北京同仁医院）

参考文献

[1]李杨.遗传性视神经病变[M].北京：人民卫生出版社，2019：45-59.

[2]Lenaers G，Neutzner A，Le Dantec Y，et al.Wissinger B. Dominant optic atrophy：Culprit mitochondria in the optic nerve[J].Prog Retin Eye Res，2021，83：100935.

[3]Strachan EL，Mac White-Begg D，Crean J，et al.The Role of Mitochondria in Optic Atrophy With Autosomal Inheritance[J].Front Neurosci，2021，15：784987.

[4]Liao C，Ashley N，Diot A，et al.Dysregulated mitophagy and mitochondrial organization in optic atrophy due to OPA1 mutations[J]. Neurology，2017，88（2）：131-142.

病例29　Leber遗传性视神经病变

一、病历摘要

（一）基本信息

患儿男性，10岁。

主诉：无明显诱因双眼先后视力下降1个月，无眼痛头痛。

既往史：既往体健。

家族史：否认家族中有类似病史（家系图如病例29图1所示）。

（二）专科检查

最佳矫正视力右0.05，左眼眼前指数；双眼角膜透明，前房深，瞳孔直接对光反射灵敏，晶状体皮质轻度浑浊；右眼视盘边界欠清色红，盘周视网膜神经纤维层（retinal nerve fibre layer，RNFL）肿胀（病例29图2A），左眼视盘界清颞侧色淡，乳头黄斑束变薄（病例29图2B）。

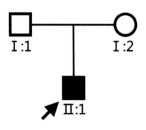

病例29图1　家系图

（三）辅助检查

后节OCT提示双眼黄斑区结构形态未见明显异常，右眼视盘颞上和颞下RNFL增厚（病例29图2C），左眼视盘颞侧视网膜神经纤维层缺损（retinal nerve fibre layer defect，RNFLD）（病例29图2D）。PVEP双眼双未见明显异常。视野右中心暗点，左全视野视敏度降低。色觉检查右眼红色觉异常（病例29图2E），左全色盲（病例29图2F）。

（四）初步诊断

双眼视力下降原因待查；双眼先天性白内障。

基因检测：*mtDNA* m.11778G＞A。

复查：15个月后患者复查时眼底可见双眼视盘颜色较前变淡，呈现对称是视乳头苍白（病例29图2G、H），OCT可见患者双眼视盘颞侧弥漫性RNFLD（病例29图2I、J）。

图 A-F患者视力下降1个月时眼底像、OCT和色觉检查；
图G-J患者视力下降16个月复查时眼底像及OCT。

病例29图2　先症者眼底、OCT和色觉检查

二、疾病介绍

1. **概述**　Leber遗传性视神经病变（Leber's hereditary optic neuropathy，LHON）是典型的母系遗传病，该病于1871年被德国眼科医生Theodor Leber首次描述，直到1988年被Wallace等学者发现该病是由于线粒体脱氧核糖核酸（mtDNA）第11778核苷酸突变引起的，自此确定其致病基因为mtDNA。时至今日LHON的患病率估计为1/50 000～1/31 000。该病好发于15～35岁青壮年人群，主临床表现为双眼同时或先后、无痛性、急性或亚急性中心视力下降。典型的眼底表现为视盘毛细血管扩张、假性水肿和周围视网膜神经纤维层肿胀。LHON具有不完全外显和性别偏好两大特征，因此仅有一半的LHON患者有明确的家族史。

2. **病因及发病机制**　LHON是最常见的原发性线粒体疾病，大多数患者携带三种常见原发变异之一，即m.11778G＞A（MTNDA4）、m.14484T＞C（MTND6）和m.3460G＞A（MTND1）中的一种。根据mitomap数据库记载，目前已确定38个LHON致病位点，其中19个为确定的原发变异，而另外19个罕见变异仅在单个家系或单个患者中检测到，被定义为候选位点，其致病性有待进一步验证。大多数LHON患者携带同质型原发变异，即待检组织中线粒体DNA均为相同的变异型。但也有小部分患者携带异质型变异，即待检组织中线粒体DNA野生型和变异型共存。有学者提出携带者是否表现出LHON的临床特征

以及疾病的严重程度可能与是否为同质型或是异质型中变异型所占比例有关，称为线粒体疾病的阈值效应。

线粒体DNA位于细胞质中，是包含16 569个碱基对的双链环装DNA，包含13个亚基，这些亚基编码的蛋白质参与构成呼吸链复合体。线粒体DNA特定位点变异可导致呼吸链复合体合成障碍，进而影响呼吸链功能，导致三磷酸腺苷（adenosine triphosphate，ATP）合成障碍。ATP合成不足使得视网膜神经节细胞（retinal ganglion cells，RGCs）变性或死亡，导致严重的视觉损伤。三种常见原发变异m.11778G>A（MT-NDA4）、m.14484T>C（MT-ND6）和m.3460G>A（MT-ND1）都位于形成呼吸链复合物I的亚基上。除了基因变异这一主要致病原因还有一些与LHON发生相关的诱发因素，目前已知的有吸烟、酗酒、严重情绪波动、维生素B12缺乏等。

3. 临床特征及分型　大多数mtDNA致病变异携带者在15～35岁出现LHON症状，该疾病主要影响男性，男女患者比例约为5:1。该疾病的发病特点是无痛性、急性或亚急性中心视力下降，约25%的病例双眼同时受累。对于双眼先后发病的患者，其双眼发病时间间隔数周至数月不等，95%以上患者在1年内双眼相继发病。另外，极少数LHON患者可伴有全身症状，如听力下降，小脑共济失调，肌肉僵直，反射亢进、Uhthoff's现象、心脏预激综合征等。目前根据疾病共识，可以将LHON分为四期：无症状期（Asymptomatic）、亚急性期（Subacute）、动态期（Dynamic）和慢性期（Chronic）。

无症状期（突变携带者）：许多携带者可能终生不会出现中心视力下降，尤其是女性携带者，但是这些携带者可能出现色盲、视野对比敏感度降低等隐匿性视功能异常。有研究表明这一期携带者OCT影像上可以出现上下纤维弓水肿和乳头黄斑束变薄的征象。

亚急性期（第0～6个月）：从无症状到第一眼出现视力下降则进入急性期。平均两到三个月后，另一只眼睛出现类似症状，单侧视神经损伤在LHON患者中非常罕见。在这个阶段，患者视力快速下降到指数水平并维持。眼底检查可见视乳头周围视网膜毛细血管扩张、盘周视网膜神经纤维层（retinal nerve fibre layer，RNFL）的水肿。

动态变化期（第6～12个月）：在这个阶段，患者视力下降趋于稳定达到最低点。亚急性期发生的眼底变化缓慢消退：视乳头周围视网膜神经纤维层水肿消退，视盘边界变清晰，颜色变淡。OCT显示双眼视盘颞侧视网膜神经纤维层缺损（retinal nerve fibre layer Defect，RNFLD）。

慢性期（超过12个月以上）：在这个阶段，大多数患者病情稳定，少部分患者严重的视力障碍可能稍有恢复，视野异常通常符合法定盲的标准。眼底表现为双眼视盘边界清晰，颜色苍白。OCT显示双眼盘周弥漫性RNFLD。

4．辅助检查

（1）眼底检查：无症状期眼底基本正常。亚急性期有特征性假性视乳头水肿表现。动态变化期双眼视乳头水肿逐渐消退，多数双眼呈不对称改变。慢性期双眼呈对称性视神经萎缩表现。

（2）光相干断层扫描（optical coherence tomography，OCT）检查：无症状期OCT可正常，或出现视盘上下纤维弓轻度水肿和乳头黄斑束变薄的征象。亚急性OCT可见双眼盘周弥漫性RNFL增厚。动态变化期水肿的RNFL逐渐萎缩变薄，首先累及乳斑束。萎缩期双眼盘周弥漫性RNFLD。

（3）视觉诱发电位检查（visual evoked potentials，VEPs）：图形VEP（PVEP）表现为P100波幅下降和潜伏期延长。闪光VEP（FVEP）表现为P2波振幅降低和潜伏期延长。双眼诱发电位图形可不对称。

（4）视野检查：主要表现为中心暗点、中心视野缺损，后中心暗点逐渐扩大与生理盲点相连，形成大片的视野缺损。部分患者还会因为视力差配合欠佳，结果表现为全视野暗点等非特征性的视野改变。

（5）色觉检查：色觉障碍以红绿异常最多见，其次是全色盲，少部分为黄蓝色觉异常。Snellen视力0.1以下的患者可能无法配合色觉检查。无症状期的携带者也可能出现色觉障碍。

（6）其他：头颅及眼眶核磁共振、血清AQP4/MOG抗体检查、纯音测听、心电图等检查用于鉴别诊断及LHON眼外表现的确诊。

5．诊断标准　通过家族史、发病年龄、疾病进展和辅助检查综合诊断，基因检测是LHON诊断的金标准。随着分子遗传学实验技术的发展，目前许多医院都开展了线粒体DNA检测，提高了LHON诊断水平。

6．鉴别诊断

（1）常染色体遗传性视神经萎缩（dominant optic atrophy，DOA）：50%~60%的DOA患者由OPA1变异所致。与LHON不同，DOA患者发病年龄更早，双眼对称改变，没有亚急性期和动态变化期假性视乳头水肿的征象。萎缩期则只能根据家族史和基因检测结果加以鉴别。

（2）视神经炎（optic neuritis，ON）：ON起病急、病情进展快，视力损伤重。与LHON不同，ON主要累及青壮年女性，可伴有眼球转动通，激素治疗通常有效。由于视神经炎和多发性硬化症之间有很强的相关性，因此应该安排颅脑磁共振检查。

（3）缺血性视神经病变（ischemic optic neuropathy，ION）：急性期表现为视乳头水肿，在慢性期表现为视神经萎缩。与LHON不同，ION好发育中老年患者，可伴有头痛、头晕等表现，通过测定C反应蛋白和红细胞沉降率与LHON鉴别。

7. 治疗　到目前为止，还没有针对LHON的特效治疗方法，基本上是支持治疗，包括视觉治疗、心理疏导和避免吸烟等。其他疗法如维生素和辅酶Q$_{10}$也已供患者使用，但是尚没有证据表明其疗效。近年来，有两种主要的治疗有望改善LHON的视觉效果。

（1）药物治疗：艾地苯醌（Raxone（®））是目前唯一一种在2015年被欧洲药品管理局批准用于治疗青少年和成人LHON视力障碍的特异性药物。它是一种短链苯醌，吸收快，耐受性好。艾地苯醌300mg，每日3次，很少引起不良症状，但最常见的副作用包括鼻咽炎、头痛、咳嗽和头晕。目前已有许多研究证明口服艾地苯醌900mg/d治疗6个月不仅对改善视力有益，还能改善色觉障碍。

（2）基因和干细胞治疗：基因治疗可能是未来治疗LHON的关键。基因治疗通常使用腺相关病毒（AAV）作为载体将线粒体基因递送到视网膜细胞中。目前世界各地的多项试验已证明其安全性。另外，利用干细胞治疗LHON的研究也在进行中，间充质干细胞通过分泌神经营养因子和抗炎细胞因子来保护RGCs。将这些干细胞注射到青光眼大鼠模型中，可观察到对RGCs轴突存活有益。

8. 预后　LHON患者终末视力通常低于0.1，大多数为永久性视力丧失，少部分患者视力会有所恢复。视力改善率与变异位点有关，携带m.14484T＞C变异的患者视力改善率最高，而携带m.11778G＞A变异的患者视觉改善率最低。另外，有报道称发病年龄早、视力下降缓慢和较大的视盘可能预后更好。

三、病例点评

10岁男童，无诱因急性起病，双眼先后视力下降，视力损伤严重。如眼底像和OCT所示，患者首次就诊时右眼眼底呈现视乳头假性水肿样表现，左眼呈现部分视神经萎缩表现，15个月后复查，双眼呈现对称性视神经萎缩期表现，符合LHON病程发展，基因检测发现其携带*mtDNA* m.11778 G＞A，从而为患儿明确诊断。此病例提示我们，青少年男性无痛性双眼先后视力下降，眼底呈现假性是乳头水肿表现，应首先考虑LHON并进行基因检测，一旦确诊可及时予以艾地苯醌治疗。

四、延伸阅读

RESCUE和REVERSE研究是LHON基因治疗的3期随机对照试验，该研究仅纳入携带m.11778G＞A变异的LHON患者。该研究将携带野生型ND4基因（rAAV2/2-ND4）的病毒载体注射到视力下降6个月以下（RESCUE）或6个月以上（REVERSE）患者的玻璃体内，并评估其视力改善情况。该研究发现与基线和最低点视力相比，不仅注射眼睛的视力有所改善，其对测眼睛的视力也有所改善，这可能与DNA载体在对侧眼睛中的扩散有关。该研究还发现RESCUE和REVERSE¬临床试验中患者提高的视力在随访3年后仍得以维持。我国正在开展针对m.11778G＞A变异LHON患者的三期临床试验，也即将开展针对m.3460G＞A变异LHON患者的一期临床试验。

目前最大的眼科疾病干细胞研究——干细胞眼科治疗研究（SCOTS）及SCOTS 2（www.clinicaltrials.gov NCT 01920867和NCT 03011541）。该研究通过联合注射（球后、颞浅、静脉内、玻璃体内和眼内）自体骨髓间质干细胞治疗不同视网膜或视神经疾病，包括DOA和LHON患者。在5名接受SCOTS的LHON患者中，五名LHON患者的视力至少提高了35个字母，但RNFL厚度与视力改善无关。骨髓间充质干细胞在治疗LHON患者中是否具有明确的作用还需要进一步研究。

（病例提供者：李　杨　首都医科大学附属北京同仁医院）

（点评专家：李　杨　谢　玥　首都医科大学附属北京同仁医院）

参考文献

[1]李杨.遗传性视神经病变[M].北京：人民卫生出版社，2019：31-43.

[2]Almina Stramkauskaitė，Ieva Povilaitytė，Brigita Glebauskienė，Rasa Liutkevičienė.Clinical Overview of Leber Hereditary Optic Neuropathy[J].Acta Med Litu，2022，29（1）：9-18.

[3]Pamela Davila-Siliezar，Michael Carter，Dan Milea，Andrew G Lee.Leber hereditary optic neuropathy：new and emerging therapies[J].Curr Opin Ophthalmol，2022，33（6）：574-578.

[4]Tien-Chun Yang，Aliaksandr A Yarmishyn，Yi-Ping Yang，Pin-Chen Lu，Shih-Jie Chou，Mong-Lien Wang，Tai-Chi Lin，De-Kuang Hwang，Yu-Bai Chou，Shih-Jen Chen，Wei-Kuang Yu，An-Guor Wang，Chih-Chien Hsu，Shih-Hwa Chiou.Mitochondrial transport mediates survival of retinal ganglion cells in affected LHON patients[J].Hum Mol Genet，2020，29（9）：1454-1464.